中西医学的碰撞与融合

审 定　范吉平

主 编　杨云松　岳利峰　岳广欣

中国中医药出版社

·北 京·

图书在版编目（CIP）数据

中西医学的碰撞与融合/杨云松，岳利峰，岳广欣主编.
—北京：中国中医药出版社，2016.4
ISBN 978 - 7 - 5132 - 3194 - 7

Ⅰ.①中…　Ⅱ.①杨…　②岳…　③岳…　Ⅲ.①中西医结
合 - 研究　Ⅳ.①R2 - 031

中国版本图书馆 CIP 数据核字（2016）第 039391 号

中 国 中 医 药 出 版 社 出 版
北京市朝阳区北三环东路 28 号易亨大厦 16 层
邮政编码　100013
传真　010 64405750
北京市泰锐印刷有限责任公司印刷
各地新华书店经销
*
开本 880 × 1230　1/32　印张 6.5　字数 135 千字
2016 年 4 月第 1 版　2016 年 4 月第 1 次印刷
书　号　ISBN 978 - 7 - 5132 - 3194 - 7
*
定价　25.00 元
网址　www. cptcm. com

《中西医学的碰撞与融合》

编 委 会

序　言

在举国欢庆中国中医科学院资深研究员屠呦呦荣获诺贝尔医学奖之际，中医药对人类健康的贡献得到了世界的认可和赞许，全世界对中医药的关注和热情也达到了新的高潮。中西医学的融合和碰撞自然而然成为国人热聊的话题，更成为医学界深入探讨的议题。

中医药学有着悠久的历史，五千年来，中医药一直担负着维护中华民族健康和繁衍昌盛的责任，形成了世界上独特的医学体系，并且传播到周边国家。西医传入国门以后，得到了快速的发展，尤其近百年来，在中国逐渐成为主流医学。随着两种医学体系的交叉，从排斥、汇通到结合、融合，中西医学就像不打不相识的朋友，有过恩怨情仇，有过风花雪月，但更多的是在实践中认识，在碰撞中融合发展。

中华人民共和国的缔造者毛泽东主席是中国历史上最早的中西医结合倡导者，早在井冈山时期，毛泽东主席就指示红军医院，用中西医两法治疗伤病员。1950年毛泽东主席又提出"团结新老中西医，结成广泛的统一战线"，后来这个倡议被列为四大卫生工作方针之一。1956 年毛泽东主席提出"把中医中药的知识和西医西药的知识结合起来，创造中国统一的新医学、新药学"的论述，开启了中西医结合的时代。在新的历史时期，在历届党和国家领导人的英明决策下，中西医结合已经成为我国的基本卫生政策，尤其是在中国新医改中，如何体现中医药的优势与特色，走出一条与西方国家不同的医改之路，用中国式方法解决中国医改的问题，中西医结合乃是我国的必由之路。

杨云松、岳利峰、岳广欣博士，均幼承祖训，酷嗜岐黄，博览群书，在大学又都系统学习了现代医学知识，对于中西医结合问题都有着较深入的思考，他们团结一批志同道合的同仁，经过几年努力，写成本书。本书紧随中西医结合时代发展浪潮，谈古论今，深入剖析中西医结合的发展脉络，重新评估两种医学的比较优势，激励中西医学界同仁再实践再认识，重新定位中西医结合发展的未来模式，在碰撞中融合、成长、发展、成熟，为建立集东西方医学优势的现代医学体系建言献策。

感于年轻后辈们对医学的热诚和激情，愿为之序。

中国中医科学院副院长
中国中西医结合常务副会长　　范吉平
2015 年 10 月 8 日

前　言

　　当前，中西医结合已成为临床医疗实践中极具特色的医学模式。民间广泛流传着"中医祛病根，西医疗效快，中西医结合疗效好"的说法。其实，早在新中国成立初期，毛泽东主席针对如何处理中西医学的关系就明确指出：要"古为今用，洋为中用"，"创造中国统一的新医学、新药学"。近年来，全国人大常委会副委员长、原卫生部部长陈竺提出"中西医结合代表未来医学发展方向"，国家卫生和计划生育委员会副主任、国家中医药管理局局长王国强指出："中西医结合就是要取其各自所长，发挥各自优势，为人民提供更加有效的医疗保健服务。"从目前的临床实践需求来看，以个体化医疗为特征的后现代医学亟须中西医两种医学广泛而有效的结合。

　　然而，"中西医结合"的内涵和层次究竟是什么，中西医学为什么要结合，两种医学结合的切入点和矛盾交汇点在哪里，中西医结合的优势和亮点又体现在哪里，未来医学发展的模式将会是什么，带着这些问题，许多专家深入思考、实践、探索，提出了很多理论和实践方面的建设性方案。但是，中西医结合研究的系统总结和梳理工作尚有待加强,一些阻碍中西医发展的理论和实践问题亟待厘清,未来医学发展的方向和当前工作重点亟须进一步明确。正如李恩教授在第四届世界中西医结合大会上所指出的那样:在肯定中西医结合已取得突出成绩的同时,需要找出目前在中西医结合研究中存在的问题,欲冲破困境需要解决的问题。因此,本书对中西医结合的历史和现状进行了系统梳理和分析,希望通过总结过去的得失,明确当前的工作,启迪未来的发展。

本书从中西医结合发展的历史脉络出发,系统梳理和勾绘了中西两种医学相遇后的运行轨迹,立足于当下医学发展现状和未来医学发展趋势,总结了中西医结合取得的成绩以及发展中的矛盾冲突,经过深入思考和分析论证,力图揭示中西医结合发展的科学规律,给未来医学发展提供借鉴和参考。

全书共五章。第一章重在梳理和勾绘中西医结合的历史轨迹。从1569年西医学传入至今,分四个阶段阐述,厘清发展脉络。渗透与汇通阶段(1569～1949年),中医和西医之间一直发生着由浅入深的碰撞和交汇;摸索阶段(1949～1978年),"中学西"及"西学中"相互促进,对中西医结合路径自觉摸索;国内全面发展阶段(1978～1997年),改革开放为中西医结合提供了新的发展机遇,研究从多领域、多层次、多角度全面展开;国际化发展阶段(1997年至今),从1997年第一届世界中西医结合大会召开起,每隔5年相继召开一届世界大会,中西医结合热席卷全球,进入了全球战略发展期。第二章重在总结中西医结合所取得的辉煌成就。本章从临床医疗研究、临床试验研究、基础实验研究、理论文献研究及学术思想研究五个方面进行陈述。主要成就包括病证结合模式的方法学创新，立足于中医学经典理论的深入挖掘和临床常见病及重大疑难病防治等。突破性成就有冠心病血瘀证分期分阶段论治模式及活血化瘀方药研究，通腑攻下法治疗急腹症研究，针刺镇痛麻醉的机理研究，以及对砷剂治疗白血病和青蒿素治疗疟疾的研发等。这些成就的取得归功于中西医学的优势互补，互动促进，也将成为未来医学发展的强大助推力。第三章重在厘清中西医结合的若干理论问题。本章从中西医结合概念入手，论述了中西医结合的意义、中西医怎样结合等理论问题，并从医学思想、临床医疗、临床试验、基础实验、理论比照几个方面分别提出了中西医结合的思路和方法。中西医在应对全球疾病谱的变化和挑战中，尤其是保健预防以及多因素、多靶点通路所致的心脑血管病、神经变性病、肿瘤等慢病防治中都清楚意识到了自身的不足。西医以简单的线性因果关系和单靶点药物调控已面临诸多困惑，中医虽重视整体联系和辨证施治，但难以满足精准医学的需求，因此，二者应顺应医学发展的时代潮流，相互兼容、互补、融合、创新、升华。第四章重在思考和论述中西医结合研究的未来走向。本章从指导思想、临床研究、实验研究、理论比照等方面，对当前研究状况和未来发展做了深入分析和思考，预判未来发展将在现有成果的基础上，以提高临床疗效为目标，以提供高水平的医疗保健服务为着眼点，以建立统一的新医药体系为导向，充分发掘各自的优势，交叉融汇创新，工作重点在治未病和慢病防治中，分病种分阶段优化现有诊疗方案，强化中西医结合成果转化，进而重构中西医结合的大医疗体系。第五章介绍了作者在中西医结合研究思路和方法方面的探索和实践。

　　本书的编写得到了中国中医科学院副院长、中西医结合学会常务副会长范吉平教授的指导，特此感恩！同时感谢参与编写的医界同仁及中国中医药出版社的大力支持！诚然，因理论水平有限，临床经验尚不丰富，编写过程中恐未能尽达其意，不足之处敬请读者不吝赐教，以期日后提高。

《中西医学的碰撞与融合》编委会

2015 年 8 月 10 日

目　录

第一章　中西医学从初次碰撞到 相互融合的轨迹

中西医结合研究的历史，如果从中西医汇通派算起已有一百多年了，在这一百多年的历史过程中，关于中西医关系的认识、思考和实际处理等内容，都需要我们认真地加以总结。

第一节　中西医学由初次相遇转向 相互吸引（1569～1949）

中西医结合是想融合中西医两种学术体系，其思想认识和实际行动最初都是简单而自然发生的。

一、西方医学向传统中医渗透（1569～1840）

西方医学导源于古希腊医学和罗马医学，随着历史进步不断发展而传播到世界各地。它的发展过程大略可分为三个阶段，即古代经验医学（公元前 6～4 世纪）、近代实验医学（公元 5～19 世纪）、现代医学（从 20 世纪初到现在）。我们现在习惯谈论的西方医学实际上是指称现代医学的形态。据有关医史书籍记载，西方医学知识传入中国是从明代中后期开始的（有学者认为它开始于明代隆庆三年，即 1569 年），因为这一时期有一些西方传教士来到了中国，它们带来了许多西医药知识。另外，有关资料显示，明代万历年间曾经出现过一些西医书籍。此时传入的西方医学主要是一些古代经验医学知识，其中夹杂着一些近代实验医学研究成果。应该肯定，那些早期的传教士在西方医学传入中国的过程中做出了重要贡献。其中较有影响的传教士有利玛窦、龙华民、高一志、熊三拔、艾儒略、汤若望、毕方济、邓玉函等。

这时期传入中国的西医学知识主要涉及人体解剖、生理病理、临床药物等方面，在医学理论方面基本承袭了希波克拉底和盖伦的医学知识体系，也包含近代实验研究的促动下生理学方面的知识。因此，它对人体结构和生理功能的认识较中医已经表现出极大的差异。正是这种学术差异刺激了当时的中国医生固化已久的认识习惯，从而引起了他们的注意。这一时期直接或间接接受西医学影响的代表人物有方以智、汪昂、王宏翰、赵学敏、王清任等。

方以智在所著的《物理小识》中介绍了脑、神经、脊髓等解剖知识，并提出"脑主记忆说"。汪昂在《本草备要》"辛夷"条下也提到"脑主记忆"，此说得知于西方传教士金正希，汪氏对此说表示赞同。王宏翰著有《医学原始》，他在很多地方都采用了西方医学的理论知识进行论述，如他采用西医学的"四体液学说"（即所说的"四元质""四元行"）与中医的阴阳学说和脏腑学说相融汇，构造了"太极元行说"和"命门元神说"。赵学敏很善于吸收西医学中的有用部分，所著的《本草纲目拾遗》中收录了很多西药，如吸毒石、日精油、药露、金鸡纳、强水等，并详细介绍了它们的功用和主治。这时的中西医沟通是自发的，认识和实践活动都很简单，仅限于表面比较，试图互相对照解说。

二、中西医相互融合的思想萌发（1840～1949）

1840 年鸦片战争爆发后，西方文化不断传入中国。西方传教士大批来到中国，它们在传教的同时开办诊所和医院，在医院招收学徒，此外，它还兴办西医学校，翻译西医书籍，成立西医学术团体，创办出版西医报刊等，将西医学在理论认识和临床技术方面的独特魅力充分展现在中国人眼前。随着医院、诊所、学校的不断扩建，西医教育和临床不断展开，西医学作为一个独立完整的学术体系在中国迅速发展起来，同时它在中国人心目中的地位也逐渐上升，人们开始对它并不抱有偏见，更不排斥和讨厌它，而是喜爱、认可和接受它。然而，由于西医学知识积极而广泛的传播，人们开始对传统中医的理论和疗效产生了怀疑，这对于长期被中国人依赖和信奉的传统中医而言，无疑是一次很大的冲击和威胁。面对这样的窘境，中医界人士必须对传统中医的未来走向做出思考。传统中医在与西方医学的比较中已经显示出诸多不足，因此，如何认识西医，如何认识自己，如何处理中西医的关系已经摆在面前。如何吸收和运用西方医学来发展传统中医呢？中西医汇通和中医科学化就是当时的中医界人士为此设想的两条发展路径。

（一）中西医汇通

鸦片战争的创伤给长期以封建专制思想统治的旧中国产生

了巨大震动和冲击，使一直以天朝自居的清政府开始惶恐和紧张起来。战争失败的苦痛和屈辱让一些有识之士意识到中国要"自强"，要"求富"，然而，要达到这个目的，就必须向西方学习，故而他们提出"要师夷长技以制夷"。最初人们所看到的只是西方的科技和军事优越于中国，于是，以清政府官员为主的一些人士开始了轰轰烈烈的洋务运动，西方医学在中国当时的社会背景下得到迅速发展。洋务运动的指导思想是"中体西用"，要求中国传统的文化礼制不能变，观念层面的东西不能变，能变的只是器用层面的东西。更进一步说，社会的经济基础可以变，但是上层建筑一定不能动。后来，中日甲午战争的爆发宣告了洋务运动的彻底失败。这时以康有为、梁启超为首的一批开明人士认识到，要使中国真正富强，需要变革中国传统的封建文化礼制，即上层建筑，只有这样才能促进经济基础的发展。于是，"维新运动"取代"洋务运动"在国内兴起来，它们积极引进西方资本主义的文化制度，对旧中国的封建文化礼制进行批判。这样的社会政治背景自然会对传统中医的发展产生巨大影响。洋务运动和维新运动促进了西方医学在中国的传播和发展，同时它也促使了中医和西医之间的交流。中西医汇通学派就是在这样的社会背景下产生出来的。

综观中西医汇通学派的各种学术思想，其基本内容不外如下几点：①承认中医存在的价值和合理性，平等对待中医和西医。②中西医知识互相解释互相印证，以求理论上的相通，其意在说明中西医之差别仅仅是表述形式上的差别，所要表达的内容实际上是一致的。西医具有科学性。既然中医在诊治上也有效，那么自然也是科学的。因此，需要借助先进的方法改进中医的理论形式，揭示出其理论体系的科学内涵及价值。如采用西医西药理论揭示中医中药的治病原理和机制。③以中医理论为主体，结合西医知识和西医方法进行中医创新，如构建新的中医学说、西药中药化。这实际上是试图把西医知识纳入中医理论体系。④在临床上寻找中西医结合的切入点，中西医合治，中西药并用。⑤中医要发展，必须结合西医，为传统中医增加新内容。

（二）中医科学化

尽管轰轰烈烈的洋务运动和维新运动失败了，但是，它们却促进了西方科技和文化思潮在中国的传播和发展，并且占据了一定的地位。1911 年，辛亥革命爆发，封建专制统治被摧毁，西方先进的科学、技术、文化在中国得到了空前发展。1919 年五四运动爆发以后，倡导科学民主、崇尚科学的热情深入人心。在这样的社会背景下一些进步人士认为，只有中医科学化才能解决传统中医的前途和命运问题。他们认为传统中医里面存在合理的有价值内容，应该保留这部分内容，同时去掉那些不合理内容，这样才能使中医得到发展。这一派的代表人物有丁福保、陆渊雷、谭次仲、杨则民、施今墨、时逸人、何云鹤、叶橘泉等。这一派人士普遍认为中医理论不明确、不可靠、不科学，但是中医经验很可贵，主张用科学方式来研究中医。对于中医理论，一些人主张全部否定，一些人认为应该撷取其中具有合理内容的理论认识，即与西医理论相合的内容，用科学的方式进行阐释，这实际上是肯定中医理论中存在科学内容，但是表述形式不科学，因此需要变换表述形式。在临床诊治上，他们主张中西两法合用，中医辨证和西医辨病结合。另外，对于中医在临床治病中取得的有效经验，要求借助西医的知识、研究方法、技术手段等揭示出其中蕴含的科学道理。

第二节　中西医学"合二为一"的
实践摸索（1949~1978）

从鸦片战争之后到新中国成立之前，这一时期中国出现了一批优秀的兼通中西医学的复合型人才，中西汇通学派和中医科学化思潮一派又各自培养了自己的后继传承人。新中国成立以后，这些中西结合人才和思想以及曾经取得的成果一同被带进了新的历史时期。传统中医在新的历史条件下该如何发展，成为建国初期国家领导人及中医界人士共同思考和关心的问题。截至1958年，中西医结合发展方向、目标及路径已经很明确地被提出，并且中央政府把它作为今后中西医结合事业发展的方针政策确定了下来。

一、鼓励中医学习西医（1949~1954）

新中国成立之初，民生凋敝，百废待兴，医疗卫生状况自然也不例外。新中国成立之前，中医科学化思潮一直在发展中医的问题上唱主角。更有一些极端人士主张废除中医。这些言论和举措对传统中医造成的影响一直持续到了新中国成立之初。这一时期政府所制定的医疗卫生政策是"团结中西医"，"中医科学化，西医中国化"。国家政策虽然呼吁中西医之间团结合作，但实际上当时的中西医并不团结。有关资料显示，在 1949 年 10 月的全国卫生行政会议上，当时很多西医代表都主张限制中医发展。后来不得已由陆渊雷代表中医界写了一份增加中医教育的意见书。可见，在当时，团结中西医的工作确实困难重重。新中国成立之初，对待中医的态度有三种：一是完全废除中医；二是废医存药；三是改进中医中药，使之科学化。1950 年 8 月的全国卫生工作会议上明确提出将"中医科学化"作为一项卫生政策，可见当时的政府选取了第三种态度。这次会议要求各省市创办中医进修学校和中医训练班，目的是在两三年之内使全国大批中医能得到初步的科学训练，因此中医学习西医的热情在全国高涨起来。1951 年 4 月 4 日，中央卫生部发布的《关于医药界团结互相学习的决定》文件中肯定了中医的疗效价值，但是，明确指出中医缺少生理、病理、药理的科学知识，中医必须接受科学的医学知识，改进医疗方法，并且强调中医应该科学化，西医应该大众化。各地纷纷创办了中医进修学校，一批批的中医都接受了现代医学教育。1952 年第二届全国卫生工作会议肯定了第一次会议的方针和措施，提出要加强中医进修，促使中医科学化。但是，这一时期政府虽然重视中医进修教育，却忽视了与中医相关的其他问题，比如，对中医的考试太过苛刻，不切合实际，中医药不享受公费医疗，中华医学会、西医院拒收中医进入学会、医院，中医进修课程简单，片面鼓励中医学习西医，中药产供销无人管理，一些主管部门鼓吹中医是封建医，将要灭亡。由于中医政策上的诸多弊端存在，导致当时很多年轻的中医放弃了对中医的学习和研究，改以西医为业，中医面临着绝灭的危

险，这也引起了中央政府的注意。1953 年《人民日报》发表
"正确对待中国医学遗产"和"我对中药研究的几点意见"两
篇文章，强调要加强对中医药的保护和继承。1954 年 2 月 25
日，第三届全国卫生行政会议的《决议》中明确肯定了发展
中医的必要性，着重指出要加强中医工作，充分发挥中医
力量。

二、号召西医学习中医（1954～1958）

从 1949 年到 1954 年这一段时期，中央政府积极鼓励和支
持中医学习西医，以期实现中医科学化。但是，经过几年的实
践，暴露出了很多弊端。因为一些年轻的中医学习了西医后，
就开始淡化或放弃对中医的学习，甚至有些人索性改行从事西
医工作。那一时期的中西医结合研究人士多数热衷于把中医药
理论翻译解读为西医药理论，这些做法反映出当时的医界人士
已经开始否认中医理论了，废医存药的思想苗头已经开始出
现。不仅如此，当时的卫生行政部门的部分主管领导一直歧视
中医。这种现象也引起了当时党中央和中央政府的高度注意。
毛泽东主席针对此种现象给以严厉地批评。1954 年，中央指
出："这一状况如不加以彻底改变，不但将使我国人民保健事
业继续受到重大的损失，长此以往，我国这部分文化遗产就有
散失的危险。这是绝对不能容许的。"并且指出："今后要大
力号召和组织西医学习中医，鼓励那些具有现代科学知识的西
医，采取适当的态度同中医合作，向中医学习，整理祖国的医
学遗产。"此外，毛泽东主席还强调指出，关键问题是西医学
习中医。正是在这种号召下，西医学习中医的活动在全国大力

发展起来，开创了中西医结合研究的新局面。

　　1954年毛泽东主席针对卫生部歧视中医的现象，就西医学习中医的工作提出"系统学习，全面接受，整体提高"的要求。1954年7月，中华医学会理事长傅连暲在《人民日报》发表题为《关键问题在于西医学习中医》的文章，号召全国西医界学习中医知识。同年11月，中央进一步指出，"当前最重要的事情是大力号召和组织中医学习西医"。1955年1月《健康报》发表了题为《目前中医工作的主要任务》的社论，社论中列出了七条有利于发展中医，改进中医工作的措施。之后，各大医院都聘请中医，西医学习中医运动在全国很快开展起来。1956年8月毛泽东主席在同文艺工作者的谈话中涉及中西医结合的问题，这最能反映中央决定开展西学中运动的意图。他说："我们要向外国学习科学的原理，学了这些原理，要用来研究中国的东西。我们要西医学习中医，道理也就是这样……如果先学了西医，先学解剖学、药物学等等，再来研究中医中药，是可以快一点把中国的东西搞好的。"他又说："基本原理西洋的也要学，解剖刀一定要用中国式的，讲不通。就医学来说，要以西方的近代科学来研究中国的传统医学的规律，发展中国的新医学。"1956年1月，卫生副部长傅连暲在《人民日报》发表《积极领导和组织西医学习中医》的文章再次强调了"西学中"运动开展的必要性，并着重指出，"只有这样才能使我国固有的医药知识得到发展，并提高到现代科学水平"。毛泽东主席和傅连暲部长代表中央政府明确提出了发展中医的最终目的是建立中国的新医学，方法是借助西方现代科技知识研究中医，途径是积极开展西医学习中医。

　　总而言之，党中央做出这一决定是经过理性思考的。截至1954年止，"中学西"的大部分人所掌握的西医知识以及先进的科技都很浅薄，且一部分人思想保守，不足以担当发展中医的重任。只有那些西医人士才具有优越的条件，他们通过学习研究中医，可以发展中医。后来的实践事实证明，中央政府的预见以及所做的这个决定是对的。当时"西学中"的方式主要有三种，即在职学习、离职学习和自动学习。各大医院开始设立中医科，中医大夫进入西医院工作，通过讲座、授徒、带徒等方式，促进西医大夫对中医的学习和研究。1955年7月13日，中华医学会、北京市中医学会、北京市公共卫生局联合举办了中医学习班，系统地为西医讲解中医典籍，以帮助西医学习中医。西医学习中医的活动，最有影响和代表性的是离职学习班。1955年底到1956年初，北京、上海、广州、武汉、成都、天津成立了西医学习中医的离职学习班，参加学习的共有303人，以两年半为期，系统学习中医的理论和技术，这部分人除少数是自愿参加学习之外，大多数是由组织挑选的。1955年中医研究院成立，卫生部向全国各院校及医院征调了84名西医进入中医研究院开始学习中医，由蒲辅周、时逸人、秦伯未、杨树千等著名中医给他们讲授中医药知识。经过两年半的学习，这些西医成为我国第一批中西医结合医生和研究人员。1958年9月25日卫生部就此学习班写了一份《关于西医学习中医离职班情况、成绩和经验给中央的报告》（简称《报告》），这份《报告》主要叙述了这次学习班的学习进程安排、收到的学习效果、学习中遇到的问题及解决方法，最后总结了这次办班的经验。当毛泽东主席看到这份《报告》，他对这次办班学习做了充分肯定，并提倡全国各省市积极开办"西学中"学习班，同时指出："中医药是一个伟大宝库，应该努力发掘，加以提高。"1958 年 11 月 28 日，《人民日报》发表《大力开展西医学习中医运动》的社论，同年 12 月，《健康报》发表了《贯彻党的中医政策必须大搞群众运动》的社论。在 1958 年"大跃进"思潮和激情的推动下，自毛泽东主席的批示发表之后，西医学习中医的群众运动在全国掀起了新的热潮。

三、"文革"前"西学中"运动得到大力发展（1958~1966）

"西学中"活动在中央政府的领导和支持下收到了良好成效。实践证明，加强西医学习中医，用现代科学方法研究中医进而发展中医的路子是颇有成效的。1958 年 10 月 11 日，中央政府对西医离职学习中医的工作做出了重要批示，鼓励在全国各省市开办西医离职学习班。11 月，《人民日报》发表社论，指出："要大力开展中西结合运动；一切有条件的地区都应该立即着手举办西医学习中医班；一切医学院校都必须尽快开设中医课程；一切医院和医药研究机构都要积极组织西医学习中医。"为了支持这项运动，中央政府提供了很多优惠政策。并且设想这样下去，几年以后我国将有几千名西学中的高级人才，几万名其他各种在职学中医的人员。另外，这篇社论还指出，"组织西医学习中医是一项严重的政治任务"，因为这样才能破除当时流行的否定中医论调，才能真正加强中西医团结合作，才能真正继承发展中医。之后，在"大跃进"形势的鼓动下，"西学中"运动再度掀起热潮。1958 年 12 月 3 日，《健康报》以《贯彻党的中医政策必须大搞群众运动》为题发表社论，强调指出："我们要继承发扬祖国医学遗产就必须开展西医学习中医的群众运动，号召所有的医药卫生工作者，人人都学习中医，掌握更多的防治疾病本领，更好地为人民服务。""中医中药研究工作要走群众路线，今后中医中药研究工作，应该围绕中西医合流，防治与消灭主要疾病这个主要目标，采取专业机构与群众运动相结合，中医理论体系与临床实践相结合，中医和西医相结合，土办法和洋办法相结合的原则，采取四面撒网，结合重点，多种多样，走群众路线的办法来进行。"在中央政府的指示下，国内医界兴起了学习中医风潮，各地开展办班讲学，办讲座和专题讨论，开展师带徒，经验交流等各种形式学习中医，这时的西医院校也着手开设中医课，并且有些学校开设的中医课程还很多，老师和学生在一起学习中医。1960 年 2 月，卫生部组织召开了全国西学中经验交流会，对前期阶段的西学中工作做了总结。此总结报告显示，当时全国西医离职学习中医班有 37 个，遍及各省市，总共有学员 2300 余名，西医在职学习中医的人员有 36000 人。到 1960 年底，全国有中医药研究院、所共 83 所，中医院 280 所，中医学院和中医专科学校 24 所，在校生 5000 余人，师带徒 80000 人。通过这些数字可以看出，当时的中央政府是非常重视中医的，并且学习中医的热情确实在整个国内医学界高涨了起来。

　　当时的中央政府积极促进西学中群众运动的目的和动机一直都是很明确的，那就是要用现代科学方法（包括西医学）

及技术知识来研究中医药，最终建立起中国的新医学。1959年，《人民日报》在社论中说："在我国的医药学遗产里面，有大量的具有科学性的精华，我们必须把这些精华认真地吸收起来，这也是发展我国的新医学的必要条件；而用以发掘、整理这一伟大宝库的手段，则是现代科学方法。"又说："党所以号召西医学习中医，正是因为西医具有一定的现代科学知识，他们应该义不容辞地把研究整理我国医药学遗产这个光荣的任务承担起来。"社论中郑重强调，忽视文化遗产的民族虚无主义的倾向是不对的，认为可以离开现代科学方法来整理遗产也是不对的。同年4月，当时的卫生部长徐运北在论述中医政策时指出："正确地解决我国原有医学和现代医学的关系问题，首先在于对我国医学遗产的继承和发扬光大，用现代科学方法，加以发掘、整理和提高，使之与现代科学结合起来。这就首先要把祖国医学继承下来，并在继承的基础上加以发扬。对现代医学来说，要充实进新的东西。在祖国医学和现代医学互相补充融化的过程中，逐步创造出我国具有独创性的学派……这一任务，首先应该由西医担负起来，因为西医具有一定的现代科学知识，由他们来继承发扬整理研究是捷径。这也就是西医学习中医这一问题提出的依据。"1960年卫生部对中西医结合工作做了总结，着重论述了中西医结合的主要类型：①结合临床，用中西医各自的理论方法对某些具体疾病进行综合研究；②用现代基础医学研究中医学术，从而推动基础医学科学发展；③整理中西医结合治病经验，总结规律；④用现代自然科学知识研究中医药。这几种类型也是后来的中西医结合研究工作所展开的几个方面。1962年，卫生部对中西医结合工作做出了新的指示，进一步明确了中西医结合最终目的以及方法、途径。在卫生部给中央的"关于改进祖国医学遗产的研究和继承工作的意见"中指出："用现代科学的方法研究整理我国的医药学遗产，把它提高到现代科学的水平，并对现代医学做出新的贡献，是我国中西医药学家共同的责任。"并且强调具有现代科学知识的医药学家，尤应肩负主要的责任。另外，还进一步指出："研究祖国医学应该以现代医学为工具，医学研究部门必须更好地掌握和运用现代自然科学这个工具，对祖国医学的研究工作，主要应当从研究中医的临床实践着手，用科学的方法明确诊断，实事求是地以科学鉴定为标准评价疗效。"1963 年 9 月，卫生部对关于当前中医工作中若干问题的意见中又指出："必须积极创造条件，用现代科学做大量的实验研究。"并且在提高疗效、肯定疗效的基础上，"运用现代科学方法，一个病一个病地进行总结，逐步开展机制研究"。这里，承接上一年的报告内容就中西医结合做了进一步补充说明，明确指出了要采用现代实验研究的方法对确实有效的治病经验进行研究，从而揭示出经验背后的有效机制。这也是对前一时期中西医结合研究经验的总结。

同年 12 月，中央批转的《十年科学技术发展规划纲要》中对这一路线做出了充分肯定，并且指出继承中医也很重要，强调要有研究中医中药的积极性，要整理和注释历代中医名著，研究中医中药的历史。中西医结合毕竟是一个具体的工作，如何做好具体工作，除了具备必要的主客观条件外，我们还需要一般性的指导思想。我们到底该采用怎样的指导思想呢？1965 年，在国家中医药专业组成立会议上于光远回答了这一问题，他提出，"研究中医中药要以现代科学为依据，以辩证唯物主义为指导"。他进一步说，"人体的运动规律只有一个，故关于人体的科学不能有两种（笔者注：指中医和西医），但是，不能把目前的现代医学视作最后真理，它还有待发展"，因此，"在现代科学基础上，充实、发展、提高中医药研究，对现代关于人体的科学一定能做出新的贡献"。于光远的这番话不能不让今人悉心体会和深刻思考。

四、"文革"时期中西医结合研究
转入农村（1966～1978）

1966～1976这十年被今人称为"文革十年"，因为这些年的工作和思想主题是文化大革命。"文革"初期，一些在中医、中西医结合方面有突出贡献的专家、学者被关押、批判，加之当时社会秩序混乱，人心惶恐，中西医结合研究工作被迫中止。这种状况一直持续了好几年，直到1970年以后，局势才有所好转，中西结合工作才重新开始恢复。尽管"文革"之风在全国境内一阵接一阵吹着，但是，"文革"运动的中心主要在城市，对于农村来说，空气就显得不那么窒闷和紧张。关于中西医结合工作转入农村的事情应从1965年说起。

1965年卫生部向党中央报送了一份关于组织高级医务人员到农村开展巡回医疗和为农村培养卫生人员的报告，得到了党中央的批准。随后，中央批转了卫生部《关于城市组织巡回医疗队下农村配合社会主义教育运动进行防病治病工作的报告》。报告中指出："城市工作人员到农村防病治病，开展巡回医疗，今后应像干部参加劳动一样作为一种制度。凡主治医师以上高级医药卫生技术人员，除年老体弱多病者以外，都应分批分期参加。"这一建议得到了中央采纳，在中央批示中指出："这样做有利于帮助农村提高医疗技术质量，培养农村卫生人员，更好地为农业生产服务，也是为农村文教卫生事业的建设创造条件。"从这个批示文件中可以看出，中央做出"城市医务人员到农村开展巡回医疗"这一决策的出发点是好的，也是符合当时农村医疗实际情况的。1965年2月，北京第一批巡回医疗队开始下乡。同年6月，毛主席再次明确强调"要把医疗工作的中心放到农村去"，这就是著名的"六·二六"指示。根据这个指示，卫生部拟发《把卫生工作的重点放到农村去的报告》，中央的批示是"不这样做，社会主义卫生工作的方针就会落空"。1966年"文革"运动开始后，城市医生下乡工作得到了大力推进。这些城市医生到农村的任务，一方面是配合农村医生做好医疗工作，一方面是为农村培养医生。1967年，卫生部《关于立即组织医疗队下乡支援春耕生产的报告》再一次强调了要把医疗卫生工作的重点放在农村。之后几年，中央政府的这个决定基本没变，工作要求上也没有放松。1970年6月，周恩来总理在接见卫生部军管会全体人员时指出："要多组织有经验的医生、护士在农村，要保持35万人经常在下面。"就这样，在中央政府的积极促动下，下乡巡回医疗运动在国内全面展开。

因为受到"文革"的影响，城市的中西医结合事业被迫停止，大批的城市医生转入乡村。下乡的城市医生给农村带去了现代医学知识和技术，这不仅仅体现在工作过程中的交流，更体现在农村医生的培养上。因为，当时的农村医生多是有家传或师带徒出身的"赤脚医生",他们多数以中医为主,掌握现代医学知识的人很少见。因此,当时农村也产生了一批兼晓中西医的本地医生,这些人在临床过程中也开始运用中西医结合方法治病。另外,这些下乡的城市医生从本地医生和群众那里也能学到一些医药经验。如中国医学科学院慢性气管炎防治组在 1970~1972 年两年中曾前后两次到河北、黑龙江、甘肃进行调查,分别在黑龙江和甘肃获得了满山红和小叶枇杷治疗咳喘的经验,并与当地人员合作研究,取得了重大科研成果。

"文革"的火焰渐渐熄灭,局势慢慢平静下来。被迫停止的中西医结合工作又开始进入正常状态。1970 年周恩来总理指示卫生部筹办全国中西医结合工作会。这年 11 月,会议在北京顺利召开,参会人员中纳入了一些农村的赤脚医生、老药工、老草医。会议指出,要总结中西医结合经验,进一步落实西医学习中医的指示,开展群众性的新医疗法和中草药运动,学习农村老中医、老草医、老药工的经验,吸取中西医精华,创建我国新医学。由此可见,中央政府已经注意到了民间经验的价值。这次会议期间,周总理 5 次接见参会代表,包括农村代表,并且指示:"中西医结合要通过实践形成风气","赤脚医生也要走中西结合道路"。这次会议之后,一些被调离工作岗位的中医及西学中人员重新恢复工作,全国各地纷纷举办不同形式的西医在职或离职学习中医的学习班。赤脚医生兼学中西医两种知识,中西医结合的科研工作重新开始。1975 年 4 月周恩来总理向卫生部指示:要继续组织西医学习中医,老中医带徒弟和西学中都要出成果;西学中课程内容要认真改进;城市医院要有中医,中医要进医院,要结合中医进行治疗,要强调办中西医结合医院。次年 6 月召开的全国中西医结合会议上制定了《1976～1985 中西医结合十年发展规划》。

应该肯定，中央倡导城市医生下乡巡回医疗在当时是有积极意义的。但是，对于中西医结合事业来讲，却是弊大于利。城市的医生下放到农村后，一心只为政治服务，哪有心思做研究，更不用说继续学习现代科技和医学知识了。再者，农村的条件也不利于开展研究。尽管如此，在下乡医疗实践中，城市医生也积累了很多医疗经验，同时他们还从农村学到了不少民间经验，此外，城市医生培养出的一批兼晓中西医学的赤脚医生，也为"文革"过后的中西医结合研究做出了许多贡献。

第三节 中西医学"融合互动"的 全面展开（1978～1997）

20 世纪六七十年代我国一直奉行"团结中西医"，鼓励西医学习中医，用现代科学方法手段研究中医，"创立我国的新医学"的发展方针。改革开放以后，这一方针基本没有变动。1976 年，"文化大革命"结束，中西医结合研究工作逐渐恢复正常。1978 年，党的十一届三中全会做出了实行改革开放的重大决策。这一决策使中国进入了一个崭新的历史时期。在党和政府的关心支持下，中西医结合研究事业在新的社会历史环境里得到了充分发展。

1978 年，改革开放使国内外的社会环境发生了巨大的变化，在这个开放宽松的国内外环境下，中西医结合研究从多领域、多层次、多角度全面进行。1978 年 4 月 17 日，卫生部发出关于举办西医离职学习中医班的通知，要求各省、市、自治区卫生局认真总结过去办西医离职学习中医的经验，举办为期两年的西医离职学习中医班，并长期坚持把它办好。同年 9 月 24 日，党中央以中发（1978）56 号文件转发了卫生部党组《关于认真贯彻党的中医政策，解决中医队伍后继乏人问题的报告》（简称《报告》），并作了重要批示。批示指出："坚持走中西医结合的道路，创造中国统一的新医学新药学，是伟大领袖毛主席为我们制定的发展我国医学科学技术的正确道路。要造就一支热心于中西医结合工作的西医学习中医的骨干队伍，只有这样才能加快中西医结合的步伐，使我国医学科学技术适应新时期总任务的需要，赶超世界先进水平，更好地为实现我国社会主义的四个现代化服务。"这个批示明确指出，中西医结合创造我国的新医学新药学是我国医药科技的发展目标。卫生部的《报告》中也指出："中西医结合是发展我国医学科学技术的正确道路。创造我国统一的新医学新药学则是我国医学科学现代化的根本标志。"1980 年卫生部召开了"全国中医和中西医结合工作会议"，重申了党的中医政策和中西医结合方针，强调了 30 年来的经验，证明全面地正确地贯彻执行党的中医政策和中西医结合方针是发展中医和中西医结合事业的关键。另外，会议给党中央、国务院的《关于加强中医和中西医结合工作的报告》进一步认为，"建国以来大量的临床实践和科研成果证明，中西医结合是适合我国情况，符合医学发展规律的正确方针"。报告中还着重强调了两件事，一是要尽快成立全国中西医结合研究会，二是要继续组织西医学习中医，重点办好以两三年为期的西医离职学习中医研究班。

继承中医是发展中医的前提条件，只有在允许中西医各自独立发展的前提下将两者结合起来，才能实现"创造我国的新医学新药学"的目的。鉴于此，中央政府提出"三支力量共存发展"。1980年3月，卫生部召开全国中医和中西医结合工作会议。卫生部党组根据这次会议的精神撰写了《关于加强中医和中西医结合工作的报告》上报党中央、国务院，这个《报告》明确指出："中医、西医和中西医结合这三支队伍都要大力发展，长期并存。团结依靠这三支力量，推进医学科学现代化，发展具有我国特点的新医药学，为保护人民健康，建设现代化的社会主义强国而奋斗"，中西医结合"是在中医、西医各自发展过程中的结合，是互相渗透、互相吸收、取长补短、不断创新的过程"，加快中西医结合的重要措施是"充分发挥中西医结合高级医师和科研骨干的作用；同时继续组织西医学习中医，不断培养壮大中西医结合队伍。各省市自治区都要重点办好两三年为期的西医离职学习中医研究班。……为了发展壮大中西医结合这支队伍，还应从医学教育入手，培养掌握两套本领的人才"。这个报告明确提出了中医、西医、中西医结合三种力量并存发展的新方针政策。

这次会议之后，《光明日报》《健康报》《人民日报》分别发表社论，强调了中西医结合在发展我国新医药学中的突出作用，要促进中西医结合，加快中西医结合步伐。1980年3月23日，《健康报》在"依靠三支力量，推进我国医药现代化"的社论中指出："三支力量中，当前处于幼年、薄弱状态的是中西医结合队伍。这支队伍要继续培养、提高和壮大。要继续鼓励西医学习中医，特别要继续办好西医学中医研究班，造就一批中西医结合的高级医生，并且必须对他们妥善安排使用。要从政策上、物质上和组织措施上，支持他们的学习和工作，奖励和推广中西医结合的科研成果，大家都要做中西医结合的促进派。"

新中国成立以来，政府对中医院和中医高等教育的发展一直很重视，也很支持。1982 年 4 月，在湖南省衡阳市召开了全国中医医院和高等中医教育工作会议（简称衡阳会议），讨论制定了《关于加强中医医院整顿和建设的意见》《全国中医医院工作条例（试行）》《努力提高教育质量，切实办好中医学院》3 个文件。卫生部长崔月犁在会议上做了重要讲话，他重点强调了中医学院和中医医院要保持中医特色的问题。并且指出：现有的中医医院，不少在办院方向上还存在问题。没有充分体现中医中药的特点。在领导成员和技术队伍的结构上，中医药人员还没有占到应有的多数。他认为要充分发挥中医传统专科的特色，有计划地建设各种专科，使中医院成为科室齐全的综合性医院，以利于全面发展中医药学。在技术队伍的组成上，中医中药人员应占全院医药人员的绝大多数。中医院的院级领导应主要由中医药人员担任。尤其值得强调的是，他指出，中医院要以中医理论指导医疗、教学和科研实践。在任何时候，中医学院都应坚持继承发展中医药学的办学方向，偏离了这一方向，就失去了办中医学院的意义。中医学院的培养目标，是培养合格的中医师。应按照中医的理论体系从事教学，要在系统掌握好中医理论的基础上，适当学习一些西医知识，但不是培养掌握中西医两套本领的医生。

"衡阳会议"的决定实施之后，中西医结合工作的开展受到了影响。一个是研究基地的建设问题，一个是研究人才的培养问题。这两个问题如果不解决好，中西医结合工作无法顺利进行。1982 年 11 月，卫生部在石家庄召开全国中西医结合和综合医院、专科医院中医科工作会议（简称石家庄会议）。会上讨论制定了《关于加强中西医结合工作的意见》，提出今后中西医结合工作主要在综合医院和中西医结合基地开展。12 月 29 日，卫生部下发了《关于加强中西医结合工作的意见》，明确提出：第一，认真贯彻党的中医政策，团结中西医，开创中西医结合新局面。第二，认真解决中西医结合基地，适当使用西学中人员是保证中西医结合出人才、出成果的重要条件。各地要认真解决多年来开展中西医结合缺乏基地的状况，在仪器设备等各方面要给予必要的物质保证。第三，在中医机构工作的西学中和其他学科人员，要更好地学习中医，团结中医并与之协作。在保证和发扬中医特色的前提下，采用现代科学知识和手段，研究中医中药。第四，认真加强中西医结合队伍建设。继续有计划地举办西医离职学习中医班；有条件的高等医药院校和科研机构，应招收中西医结合的研究生，这也是培养中西医结合人才的有效办法；选择有条件的高等医药院校试办中西医结合班（系），培养中西医结合人才，毕业后从事中西医结合工作。第五，进一步加强对中西医结合工作的领导。

从这次"石家庄会议"关于中西医结合工作意见来看，它是想把中医、西医、中西医结合分开来，让其各自独立发展，尤其是强调把中西医结合当作一个分立于中医、西医的学科进行发展。我们暂且不论石家庄会议所做的决定是对是错，

但就这次会议的内容而言，它解决了衡阳会议遗留下来的中西
医结合相关问题。因此，在当时来说，它具有积极的现实意
义。此后，中西医结合工作在这一指示下继续发展起来。

　　1984年9月，卫生部成立中西医结合处，从事中西医结
合科研、医疗、教育等方面的管理工作。1985年6月，中央
书记处做出对卫生工作的决定：根据宪法"发展现代医药和
我国传统医药"的规定，要把中医和西医摆在同等重要的地
位。一方面，中医药学是我国医疗事业所独具的特点和优势，
中医不能丢，必须保存和发展。另一方面，中医必须积极利用
先进的科学技术和现代化手段，促进中医药事业的发展。要坚
持中西医结合方针，中医、西医互相配合，取长补短，努力发
挥各自的优势。这一方针是指导我国卫生工作的总方针，无论
中医、西医、中西医结合都应认真贯彻这一方针。同年8月，
卫生部在合肥市召开全国中医和中西医结合工作会议，讨论制
定了《中医、中西医结合事业"七五"发展规划》，指出要增
加中西医病床8000张，增加中西医结合基地，到"七五"期
末中西医结合机构总数达到45所。有条件的医学院校试办中
西医结合专业或班，积极创造条件培养中西医结合研究生，各
省、自治区、直辖市要继续举办西医离职学习中医班。计划培
养中西医结合人员2000人。1988年3月，李鹏总理在七届人
大全体会议上作的《政府工作报告》中指出，卫生工作要积
极贯彻预防为主，中西医结合方针，明确把"中西医结合方
针"列为我国卫生工作基本方针之一。同年10月，在北京召
开了"中西医结合30周年纪念暨表彰座谈会"，会上有很多
领导人作了题词，其中有两个人的题词值得关注，一是陈敏章

题词"继承发扬中医药学，积极利用现代科学方法，坚持中西医结合方针"，二是黄树则题词"中西医结合有极大的潜力，有广阔的前途"。1991年，在有24个国家和地区代表参加的"国际传统医药大会"上，李鹏总理代表我国政府重申："我们的政策是中医与西医并重，中医与西医相结合，传统医学与现代医学相结合。"同年10月，中国中西医结合学会成立十周年学术发展研讨会在北京召开。研讨会提出了发展中西医结合一系列战略思想和思路方法。1996年，第八届全国人大第四次会议通过的《中华人民共和国国民经济和社会发展'九五'计划和2010年远景目标纲要》指出："继续振兴中医药事业，促进中西医结合。"1997年《中共中央、国务院关于卫生改革与发展的决定》指出："中西医要加强团结，互相学习，取长补短，共同提高，促进中西医结合。"

从新中国成立初到1978年，我国的中西医结合工作处在积极探索阶段，这一时期的实践为后来的中西医结合研究工作提供了大量的可贵经验。1978年之后，在新的历史条件下，在明确的路线、方针、政策的指引下，中西医结合研究事业发展已经日趋成熟，并具有了一定的规模。1981年2月20日，在北京召开了中国中西医结合研究会筹委会扩大会议。同年7月《中西医结合杂志》创刊号发行。同年11月在北京召开了中国中西医结合研究会成立大会和全国中西医结合学术研讨会。负责人季仲朴做了题为"团结起来，坚持中西医结合方针，为发展具有我国特点的新医药学而奋斗"的报告。1982年4月，《中西医结合研究丛书》编委扩大会在北京召开，决定在3~5年之内组织编写出版《中西医结合研究思路与方法》等 23 种中西医结合研究专著。1983 年 11 月，卫生部在西安召开"全国中医、中西医结合科研工作会议"，会后印发了《关于加强中医、中西医结合科研工作的意见》，提出中西医结合机构的研究工作，要遵循中西医两种理论体系，着重探讨中医、西医的异同点，寻找中西医结合的途径，逐步形成中西医结合新的见解或理论。1984 年 4 月，在北京召开了 2000 年的中国中西医结合研究论证会，会上专家学者们对中西医结合理论和临床研究各个领域的现状进行了"两个水平，一个差距"的客观评价，对 2000 年各个学科中西医结合研究发展的前景进行了预测和展望。1987 年 8 月，中国中西医结合研究会在新疆乌鲁木齐召开了"中西医结合在中医发展中的地位和作用研讨会"。1989 年 10 月，中国中西医结合研究会第三届全国会员代表会议在北京召开。1993 年 10 月，中国中西医结合大会在北京召开。1994 年 11 月，《中西医结合实用临床急救》杂志创刊，12 月，《中国中西医结合外科》杂志创刊。1994 年陈士奎、陈维养主编的《中医药现代研究》首先论述了中西医结合医学的定义以及中西医结合学科建设和理论体系建设等问题。此外，《实用中西医结合内科学》（陈可冀主编）、《实用中西医结合诊断治疗学》（陈贵廷等主编）、《实用中西医结合骨伤科学》（尚天裕主编）等大量的中西医结合专著问世，标志着各专科疾病中西医结合研究的建立和完善。1995 年 5 月，中国中西医结合学会第四届全国会员代表大会在北京召开。1996 年 4 月，《中国中西医结合耳鼻喉科》杂志创刊。

第四节　中西医结合事业逐步向
国际化推进（1997 年至今）

新中国成立之后，特别是改革开放以来，我国的中西医结合事业取得了快速发展，在人才培养、医疗和科研基地建设以及科学研究和学术交流等方面，中西医结合研究以其卓有成效的实验性和理论创新性受到了国际科学界的瞩目。1997 年 10 月 27 日，第一次世界中西医结合大会在北京国际会议中心开幕，预示着中西医结合研究将变成全世界人关心和参与的事业。本次大会以"继承、发扬、结合、创新"为主题，会议交流的重点是中西医结合在理论、临床、教育及政策管理等各方面的广泛经验。这次会议是我国召开的首届世界中西医结合大会，得到中国科学技术协会、卫生部、国家中医药管理局的高度重视。本次大会共有国内外学者一千多人参加。

2000 年，中华人民共和国卫生部部长张文康主编的《中西医结合医学》在中国中医药出版社出版，该书全面系统地记录了四十多年来中西医结合研究取得的业绩和成果，它是对中国中西医结合事业发展的一次大总结。2000 年之后至今，我国中医研究工作的基本方针政策未变，仍然坚持中西医结合，提倡用现代科学方法研究中医中药。这一时期确定的奋斗目标是实现中医药现代化。其基本意图是要借助多种现代科学技术手段来研究中医学的理论和实践问题，揭示中医学理论和经验的科学内涵，从而使它达到现代化水平。2001 年 3 月，全国九届四次人大会议通过了《中华人民共和国国民经济和社会发展第十个五年计划纲要》，其中明确提出要"大力发展中医药，促进中西医结合"。国家主席江泽民参加了全国九届四次人大会议教育医药卫生界联组会，并指出："中西医并重，共同发展，互相补充，可以为人民群众提供更加完善有效的医疗保健服务。"

2002 年 11 月，科技部、国家计委、国家经贸委、卫生部、国家食品药品监督管理局、国家知识产权局、国家中医药管理局和中国科学院共同制定了《中药现代化发展纲要（2002～2010 年）》，指出中药现代化发展的指导思想是：以江泽民同志"三个代表"重要思想为指导，继承和发扬中医药学理论，运用现代科学理论和先进技术，推进中药现代化发展。同年 9 月 21～24 日，第二次世界中西医结合大会在北京举行，共有来自世界 27 个国家和地区的一千三百多名代表参加了这次会议。会议汇报的内容显示，中西医结合医学在学科建设、学术发展和药物开发等诸多方面取得了较大进展。中西医结合医学（结合医学）研究逐渐成为一个体系，结合医学研究单位，除中医药研究机构外，越来越多的综合性大学、现代医学研究机构参与到了结合医学研究之中。国外一些著名大学，如美国的哈佛大学、Georgetown 大学，日本的日本药科大学、富山医科药科大学，国内大学包括北京大学、清华大学、香港大学等，以及许多著名企业也参与了结合医学的研究，大会一致认为，中药现代研究与开发必须应用结合医学理论指导。随着补充医学和替代医学在美国等西方国家逐渐普及，从事传统医学与现代医学结合研究的科技工作者展开了多次讨论，召开了各种研讨会，并成立了相关学术组织。这次大会还得到了党和国家的高度重视。国务院副总理李岚清给大会发来的贺信，他首先代表中国政府向大会召开表示热烈祝贺，并强调中国政府历来重视中医学的发展，并提出中西医并重、发展中医药的战略任务，以推动中西医互相学习，互相补充，互相结合，共同在人民健康保健事业中发挥重要作用。李岚清表示，这次大会的召开将促进中西医结合的发展，增进我国与世界各国医学界的友谊与合作。

2003 年 10 月 1 日实施的《中华人民共和国中医药条例》进一步规定："推动中医、西医两种医学体系的有机结合，全面发展我国中医药事业。"同年 11 月，国家中医药管理局颁发了"关于进一步加强中西医结合工作的指导意见"，指出中西医结合工作的指导思想是：认真贯彻党的中西医结合方针政策，积极利用现代科学技术，充分吸收中医、西医两种医学特长，发掘、整理、研究、阐释中医药学的经验真知和理论精华，以提高临床疗效和学术水平为核心，以基地建设为基础，以人才培养为重点，以研究中西医结合点为主线，积极探索，开拓创新，促进中西医结合不断发展，更好地为人类健康服务。并进一步指出，当前及今后一个时期中西医结合工作的主要任务是：积极吸收和利用中医药及现代医学的理论、技术和方法，通过多学科的交叉、渗透与融合，深入探索中西医的结合点；广泛开展中西医结合临床研究，特别是针对目前严重危害人类健康的重大疾病和疑难疾病，提出中西医结合防治的新理论、新方案和新方法，加强中西医结合基础研究，揭示中西医结合防病治病原理，促进中西医结合学术创新，培养和造就一支适应社会和学科发展需要的高素质中西医结合人才队伍，建设一批特色突出、优势显著、设施配套、功能齐全、管理科学的中西医结合医疗、科研基地；完善中西医结合技术标准规范，整体提高中西医结合学术水平和防病治病能力。

2007 年 1 月 11 日，科技部、卫生部、国家中医药管理局等 16 个部委联合发布《中医药创新发展规划纲要（2006 ~ 2020）》（简称《纲要》），提出要给中西医结合学科发展提供了良好的政策环境，推动传统医学和现代医学协同发展，促进医学科学体系创新是中医药现代化的长远目标。《纲要》指出推进中医药创新的主要任务是：充分运用中国所具有的中医、西医和中西医结合三支力量共同发展的历史积累和独特经验，以及现代系统科学与复杂科学等理论和方法，对中医药学蕴含的生命科学问题开展广泛深入的研究和探索，在丰富和发展中医药理论和方法学体系的同时，争取在与中医药科学内涵相关的若干问题上取得突破；加强中药作用的物质基础和作用机理的研究，运用现代科学方法和技术阐释中医药理论，并指导创新药物的开发；探索建立系统和综合的医学方法学体系，对个体生命的健康、亚健康和疾病发生、发展、演变、转归过程进行认知和干预，促进中西医药学的优势互补及相互融合，为创建具有中国特色的新医药学奠定基础。也就在这一年，第三届世界中西医结合大会在我国广州市召开。9 月 22 日，卫生部副部长、国家中医药管理局局长王国强在大会上指出，中西医并重，是我国新时期卫生工作的基本方针之一，促进中西医结合，是我国政府的一贯政策。中国特色的医药卫生事业发展道路，应当是现代医药和以中医药为代表的传统医药都得到充分发展，广泛应用，相互学习，优势互补，共同进步，服务人民，造福人类的道路，西医药、中医药、中西医结合工作者都应为探索和实现这一道路做出不懈的努力和应有的贡献。王国强局长指出，要全面实现中国特色的医药卫生事业发展之路，真正实现中医药、西医药两个医学体系的有机结合，还任重而道远，需要进行漫长、艰苦、扎实的探索和实践。他指出，未来中西医结合应该以提高临床疗效为目的，为人民提供更加有效的医疗保健服务；要不断拓宽研究领域，提高研究水平，进一步深化中西医结合研究；中西医要以更加包容的精神，进一步加强相互学习，促进团结和谐；要以更加开放的姿态，进一步加强中西医结合的国际交流和合作。

2008 年 4 月，中国中西医结合学会第六次全国代表大会在北京举行。原卫生部部长陈竺在讲话中指出，50 年来的实践证明，中西医结合是符合我国国情和医学科学发展规律的，中西医结合是对中西医药学各自优势的互补和集成，显示出中西医结合研究在理论与方法学上的创新性，我们要加以坚持并发扬光大。在今后的工作中，我们要继续进行中西医结合医学的探索研究，不要急功近利；要认真系统地总结 50 年来中西医结合研究的历史经验，在总结经验的基础上，本着"自主创新"的原则和为"创建具有中国特色新医药学奠定基础"的目标，组织全国中西医结合专家认真研究和制定"长远的、符合我国国情的、可行的中西医结合医学研究发展规划"；坚定不移地贯彻落实"中西医并重"的方针，把握和利用好中西医学相互融合、传统医学与现代医学优势互补这一世界性发展趋势，为中西医结合事业的发展创造良好的条件。

2012年10月，第四届世界中西医结合大会在天津市召开。本次大会的主旨是"结合创新，持续发展"，总结交流2007年第三届世界中西医结合大会以后五年来结合医学发展的新成就、新经验和新趋势。大会共收到论文一千三百余篇，参会人数近千人，其中包括来自美国、德国、日本、荷兰、阿联酋、马来西亚及台湾、香港和澳门地区的专家学者43名。大会分为大会特邀报告及大会发言、分会场报告及研讨、卫星会议及展览会等多种形式，共有33位来自中国（包括台湾、香港地区）、美国、德国、荷兰、日本、马来西亚的著名专家学者做了特邀报告或大会报告，主要内容涉及结合医学的学术进展和科研成果、对结合医学的理论探讨和发展研究两大部分，其中国内学者的多数报告反映了近年来承担国家重大科技项目（包括国家973项目、科技部支撑项目、自然科学基金项目等）的最新研究进展。河北医科大学中西医结合研究所李恩教授在大会上做了精彩汇报，他通过对中西医结合研究50年的回顾与反思，在肯定中西医结合已经取得的突出成绩的同时，提出应该找出当前中西医结合研究中存在的问题，并寻找冲破困境解决问题的办法。他通过对中医肾藏象理论体系的研究，提出中医学发展和中西医结合研究的思维模式，从指导思想、研究内容和方法，概括出五句话，即"以中医形象思维思辨学为指导，以中医基础理论为核心，采用现代的科学技术和方法，以临床疾病为切入点，以法求理"，达到尊古而不泥古，创新而不离其宗，在继承的基础上，使传统中医得到发展和创新。

第二章　新中国成立后中西医融合互动结出丰硕果实

从 1949 年至今，我国的中西医结合事业发展虽然经历过许多曲折，但是，经过几代人的不懈努力和坚持，无论在临床研究、实验研究，还是在文献研究方面，都取得了丰硕的成果。这些成果是在过去的中西医结合实践探索中取得的，它不仅指引着当前的中西医结合事业发展，而且为未来的中西医结合事业发展提供借鉴。在中西医结合临床研究方面，最初只是中西医两法合用，即把中医治法和西医治法结合在疾病治疗的某一阶段，表现形式是中药和西药同用。后来，研究者们提出把两种方法有机结合运用于疾病发展的不同阶段。随着中医实验研究逐渐深入，中医与西医在不同层次水平得到了沟通，于是，临床上中西医结合形式出现了西医诊断－中医治疗、中西医结合诊断分型辨治、宏观辨证与微观辨证结合。这三种形式实际上都是强调把西医辨病和中医辨证相结合。在临床试验研究方面，起初研究者从中西医结合临床疗效观察以及有效机制入手，一方面检验某中西医结合治疗方案的疗效，另一方面，通过对有效机制的科学实验研究，进一步为这种结合方案治疗的有效性和优越性提供理论支持。为了能更好地把中西医结合起来运用，我们首先要实现中医与现代医学的沟通和理解，因此，中医诊断的客观化、标准化和规范化研究、中西医理比照的实验研究、中医治则治法的现代研究、中医针刺麻醉的机制研究、中医传统认识的现代研究等逐步开展起来。这些成果对我们摆脱传统的临床思维的局限，扩大中医治疗的范围和提高疗效，有非常重要的意义。中医要想实现与现代医学的结合，必须实现其现代化，这是当是很多中西医结合研究者的指导思想。因此，在中西医结合基础实验研究方面，把中医的基础理论内容借助实验的方法进行解析，这对于完成中西医之间的沟通对话，实现用世界通用的语言来描述表达中医，意义深远。正是基于这样的基础实验研究成果，所以，在中西医结合理论文献研究方面，有些研究者把中西医的理论认识进行比较分析，从而实现两者互相印证、互相融合，并且在此过程中还产生了创新性的理论认识，如生理性虚证、急瘀证、隐潜性证、血瘀证临界状态、微观辨证、菌毒并治等概念。这一时期，中西医结合实践探索如火如荼地开展，其学术思想也非常活跃。这些年来，许多问题一直困扰着中西医结合研究人士，如什么是中西医结合，中医和西医究竟有什么不同，中医和西医能结合吗，如果能结合，怎么样进行结合，遵循什么样的思路方法，具体途径和形式怎样，怎样开展具体工作，中西医结合要完成的最终任务是什么，针对这些问题，许多医学或哲学人士对其做了深入思考，这些思想认识来源于中西医结合实践，将来必然会指导着中西医结合实践。

第一节　中西医"互助合作"提高了
临床治病疗效

　　从 1949～1958 年间期刊上发表的论文题目我们可以看到"中西医合作""中西医协作""中西医综合""中西医配合""中西医合治""中西药合用"等字样。这些字样能准确表达出"中西医两法同用"的含义。截至 1958 年为止，中西医结合发展方向、目标及路径已经很明确地被提出，并且中央政府把它作为今后中西医结合事业发展的方针政策确定了下来。之后，中西医结合研究活动在中央政府的领导和支持下如火如荼地开展起来，"中西医结合"的字样也开始频频出现在发表文章里。

　　1949～1958 年之间处于中西医结合的摸索阶段，所以其临床医疗活动带有一定的尝试性。尽管如此，其临床医疗实践的内容还是非常丰富的。之后，中西医结合医疗活动内容越来越丰富，医疗领域也越来越宽，总体医疗水平也得到了提高。从起初仅仅只是在某几类疾病的中西药治疗结合，到现在几乎各科的疾病都采用过中西医结合治疗，并且结合形式也是多种多样。从笔者所收集资料的分析结果来看，其结合形式主要有如下几种：

一、中西医两法同用

　　这种中西医两法合用的结合形式早在汇通时期就出现过，

它是中西医两种理论综合运用于同一疾病的治疗。西医在西医理论指导下，运用西药，或一些其他西医手段，如外科手术等处理病人，中医按中医理论，运用中药或针灸等中医手段。两种医学思路，两种医疗手段，用在同一病人身上，但两种医学间保持各自的独立性。之所以这么做，原因在于疾病是复杂多变的，单纯的中医治疗或西医治疗都会遇到解决不了的问题，在这种情况下，中西医在临床治疗上自然就需要结合起来。这种中西医结合形式主要表现为如下几方面：

1. 中西医两种诊治方法同时运用

即同时使用中西药，分别收效在疾病发展过程的某一阶段，采用中西医药物各自之所长，以消除相应的疾病症状，达到提高疗效的目的。这种结合形式是把中西医两种方法同时运用于疾病的治疗，一般表现为中药和西药联合使用。1954 年中南同济医学院的许光典、杨文远报道，中药槟榔与西药阿的平二药联合应用治疗牛绦虫病，通过临床观察并进行对照研究，发现中西药合用疗效优于单用。在中西医诊治结合过程中存在主次问题，或以中医为主，配合西医，或以西医为主，配合中医。如治疗乙脑可选用西药作用快、给药容易的特点，控制好高热、昏迷、抽搐、脑水肿等，同时采用中药对病毒疗效高、能调动其内在因素的特点，使用不同方剂，疗效明显提高。1967 年永定县医院乙脑发病率达 20%，后遗症率达 15%，通过中西医结合治疗，1973 年乙脑发病率下降 0.25%，后遗症率为 2.8%。又如对血栓性闭塞性脉管炎，中医用活血通脉之法，并根据其阴寒、温热、气血瘀滞等型，分别给予阳和汤、四妙勇安汤和通脉汤加味，这是治本之法，但由于消除疼痛和控制感染又感其力不足，则需加用西药，对溃疡面应采取分批分期消除，以促使其较快愈合。又如较严重的中毒性肠麻痹（热毒炽盛型），采用大承气汤加减，合用新斯的明足三里穴位封闭注射，肠中浊物当即荡涤而出，腹胀解除，肠鸣音恢复。在治疗肺脓疡（肺痈）病人时，用清热解毒、化痈排脓的千金苇茎汤加味，并用青霉素、链霉素，症状二天得以控制，半月后胸透复查，肺部空洞消失。重症中毒性休克（亡阳证）急用参附汤回阳救脱，并用阿托品等其他措施，抢救往往能更为有效。

吸收中西医治疗的长处，把两者结合运用于临床，这样就可以弥补二者各自的不足。中西医结合治疗骨折的成功案例最能进一步说明这一点。20 世纪五六十年代，西医治疗骨折遵循"广泛固定，完全休息"的原则，过分强调固定，忽视活动。在对骨折进行整复的过程中，只强调外力的作用，忽视了自身软组织及肢体内在固定力在骨折治疗中的作用。此外，过分注重局部，而忽略了局部与整体的关系。这样做的后果是，肢体的整体活动受限，自然修复能力受损。20 世纪 60 年代天津市立人民医院尚天裕开展了中西医结合治疗骨折的研究工作。在国家政策号召下，尚氏到全国各地区遍访名老中医，请教骨科治疗经验，潜心学习各种正骨手法。在学习传统正骨法的基础上，结合现代医学知识，他总结出了十大骨折整复手法。他选择弹性、韧性、可塑性较好的柳木制成了 12 套夹板。根据骨折部位、类型、整复后的稳定程度，从实践中为某一种骨折总结出一套练功方式，指导病人进行锻炼。运用他创立的这种方法，骨折愈合快，愈合后肢体也能活动。通过一段时间的摸索，他总结出了一套以小夹板局部外固定为特点，以手法整复和病人主动功能锻炼为主要内容的中西医结合治疗骨折的新方法。1965 年用此法成功治愈了 5000 例病人，积累了丰富经验，形成了独特的骨折论治理论。这年 10 月，尚天裕阐发其治疗骨折的核心要点是：①动静结合。②总结出了正骨八法，即手摸心会、拔伸牵引、旋转屈伸、端提挤按、摇摆触碰、夹挤分骨、折顶回旋、按摩推拿八法。③正确处理好固定和功能锻炼的辩证关系。④合理有效的局部外固定。尚氏的骨折治疗新理论新方法，产生了良好的临床效果。尚氏的成功之处就在于，把中西医两套诊治骨折的理论和技术结合起来，吸取中医手法复位沉、稳、巧、快的特点，吸取西医 X 线检查、麻醉有利于骨折对位对线准确的优点；利用小夹板固定，方便灵活，保持肢体良好功能位置；采用外敷、内服中药，提高机体愈病能力，促进骨折愈合；注意动静结合，改善血液循环，加强功能锻炼，有利于骨折愈合。在中西医理论指导下，取得了源于中西医，又高于中西医的治疗效果。

中西医两法同用，中西药合用，通常有如下几种目的：

第一，取长补短。例如胆道蛔虫病的主要症状，是蛔虫侵扰胆道而引起的剧烈腹痛。治疗目的首先是安蛔止痛，利胆驱虫。利用中药安蛔止痛和西药杀虫驱蛔的长处，在控制各种并发症之后，把中药乌梅丸合大承气汤制成煎剂给病人服用，在服下每剂中药半小时后，再按常规用量服下西药驱蛔灵，结果大大提高了疗效，较单用西药驱蛔安全，比单用中药安蛔驱虫又缩短了疗程。又如用药物治疗肿瘤时，西药抑制或杀灭瘤细胞，其效力往往较抗瘤中药为强（一部分归因于没有把中药有效成分提纯浓缩或用药途径受限制），但有较严重的副作用，特别是抑制造血系统功能，造成病人机体虚弱状态，削弱病人对肿瘤或致病微生物的免疫力，导致病人难以持续，不得不间歇用药，还常常合并感染。如果在用抗瘤西药时，应用扶正中药，则能抵消一部分甚至大部分这种副作用，并加强机体免疫力（包括对肿瘤的免疫），为病人能持续用抗瘤西药，减少合并感染机会打下良好的基础。又例如小儿脾胃虚弱，尚有咳嗽及肺部湿罗音，继续单独用抗菌药物疗效不佳，这时用中医中药治疗，加强机体抵抗力，常可获得较好效果。为了提高患胆道结石或泌尿道结石病人排石率，采用中药溶解结石，用利胆药或利尿药（中药）"冲击"结石并阻止结石进一步增大和形成，当中药起作用的时候，用西药阿托品或硫酸镁之类扩张胆道或泌尿道，根据具体情况适当辅以镇痛剂、抗菌药物、针灸、肾囊封闭、跳跃运动等疗法。

第二，药效一致上的协同作用。如对慢性宫颈炎的治疗，用野菊花、天花粉，水煎冷却过滤后，加入呋喃西林粉、冰片、酒精，混合均匀制成溶液。另用纱布包裹脱脂棉，丝线扎口，制成圆柱形棉团，放入溶液中浸泡。将阴道冲洗干净后，取棉团一个塞于宫颈口，24小时后取出，另换一个棉团，直至痊愈。这就是利用中西药在消炎杀菌药效一致上的协同作用。如慢性心功能不全的病人，用西药强心剂和利尿剂等疗效不佳，甚至用洋地黄类药达到中毒量仍然没有明显的疗效，于是在辨证论治的基础上重用具有有强心作用的附子，结果取得较满意的疗效，并可逐步减少洋地黄类药的用量。泌尿系统、呼吸系统的感染，用抗菌药物及具有抗菌作用的中药进行治疗时，也有类似情况出现。

第三，减少副作用和用药量。如肾病综合征，按中医辨证分析，病机是脾肾两虚，气血不足，水湿停积，治疗应温补脾肾，补养气血，行气利水，可以用防己黄芪汤、右归丸、实脾饮等方加减治疗。同时配合西药少量激素内服，除了可缩短疗程、减少复发、提高疗效外，还能减少激素的用量，减轻激素的副作用。中西医诊治相结合，并非单纯的中西药物混用，而是把中西医的精华和长处，根据病情需要和药理作用，以灵活多样的形式，融会贯通地应用到临床实践中去，目的在于提高疗效。

2. 中西医诊治分段结合

即按发病过程中不同阶段的特征，选择中西医其中的一种方法进行治疗，以达到提高疗效的目的。这是从疾病的治疗全过程中把中西医诊治结合起来。在新中国成立初期，疾病的治疗通常是以西医西药为主的，当遇到西医不能治疗的疾病时，便邀请中医配合治疗。如 20 世纪 50 年代中期，乙型脑炎流行，当时规定中医不能治疗传染病，而西医对此病没有好的治疗方法。1954 年，石家庄的郭可明大夫应邀会诊，在西医的配合下，治疗 34 例病人，无一人死亡，全部治愈。据有关资料透露，当时对乙脑的诊断采用双重诊断，即西医先确诊为乙脑，然后交给中医诊断，之后，中西医各自根据自己的诊断采取治疗措施。在中西医的共同努力下，这一次的流行性乙型脑炎得到了很好的控制。

这是以西医为主，中医为辅的结合方式。当然，在有些情况下，也以中医辨证治疗为主，配合西医治疗。如石家庄的经验得到推广之后，1956 年夏秋之际，乙脑再度在北京流行起来，按照石家庄的经验治疗效果不好。卫生部只好派遣中医研究院的一些名医参与，京城名医蒲辅周根据中医辨证论治，提出过用苦寒之药容易导致"湿遏热伏"，主张对"偏湿"证候的患者首先服用宣解湿热和芳香透窍的药物，采用这种治法，很多病人转危为安。对这次中西医结合治疗脑炎的成功经验，蒲老总结为"依靠辨证论治"。但是，在整个过程中实际上并没有离开西医的配合诊治。这实际上是把两种独立的医学结合在同一种疾病的治疗过程中。

对于脊髓灰质炎的治疗中也能体现这一点。在前驱期和瘫痪前期，用西医治疗来控制感染和并发症，并对症治疗；当进入瘫痪期，表现为肌肉瘫痪时，则用中药内服配合针刺等中医治疗，可促使瘫痪肌群恢复。

又如中西医结合治疗空洞型肺结核，大量咯血，入院时即用垂体后叶素、镇静剂、输血等作用迅速、效果可靠的药物，待血止后出现午后潮热、盗汗、两颧发红，中医认为是肺阴亏耗，阴虚火旺时，以百合固金汤加减，病情可得以控制。

通过临床实践，很多临床工作者认识到，在疾病的发展过程中，有时候中医中药的效果较西医好，有时候却远远不及西医，所以，中西医两法的结合并不是简单相加，而是需要有机结合运用，这样才能体现出中西医结合的优越性。急腹症的中西医结合治疗中就体现出了这一思想。新中国成立初期，对于急腹症的治疗通常采用西医外科手术处理，这种手术能及时减轻病人痛苦甚或挽救病人生命，但是，手术后遗留的问题很多。从 1958 年开始，国内就开始了中西医结合治疗急腹症的研究。北京医学院附属医院外科采用中药疏滞通瘀汤治疗阑尾炎，并做临床观察。除了用中药以外，针灸治疗的效果也很好，临床还发现针灸治疗阑尾炎的要穴"阑尾炎压痛点"。对急腹症，中西医结合研究做出最好成绩的要数天津吴咸中教授，1960～1961年间，他广泛研究中医文献，认真学习各地经验，制定出诊疗方案和观察方法，然后采用中西医结合的方法治疗各种急腹症几百例。对于急性肠梗阻，他提出了"四定"原则，即定证型、定病因病位、定可逆性与可复性、定标本缓急，根据这一原则，他把急性肠梗阻的治疗分为两类：一类是非手术的综合疗法，以中医中药治疗为主，必要时进行手术；另一类是早期手术治疗，手术后结合中医药治疗。他观察了100例急性肠梗阻病人，65例采用非手术综合治疗，35例采用手术治疗，疗效满意。他把溃疡病穿孔分为三期论治：初期病势急，采用针灸治疗；急性症状缓解后为第二期，采用中药调补清解，生肌护溃，并结合辨证分型论治；第三期是经过前两期后穿孔引起的病理损害已经消除，病情稳定，采用中医药治本。对于休克、周围循环不稳定及非手术治疗病情不见好转的病人采用手术处理，配合西医辅助措施。采用这种治疗方案，他治疗并观察了84例病人，效果满意。

20世纪70年代以后，以南开医院为代表的研究单位沿着吴氏的思路全面开展急腹症研究。1973～1979年间出版并印行了《急腹症通讯》《新急腹症学》，系统总结了70年代中期以前的中西医结合研究急腹症的经验及成果。80年代以后，此方面的研究又进一步深入开展。吴氏的这种做法，实际上是强调要分清中医治疗与西医治疗的适应证以及两者分别采用的最佳时机，即什么样的情况下用中医治疗较好，什么样的情况下应该用西医治疗，什么样的情况下需要中西医两法同时运用。其最终目的是要从疾病的整个治疗过程中去求取最佳疗效，因此，需要探索中西医两法结合运用的最佳方案。

需要指出的是，无论是中西医同时运用还是分段结合，在疾病治疗过程中都存在主次的问题，即有时以中医中药治疗为主，配合西医西药治疗，有时则以西医西药治疗为主，配合中医中药治疗。这种治疗主次的决定是与疾病的病情和中西医两法解决疾病问题的能力相关的。如对以肝区疼痛为主症的慢性肝炎、迁延型肝炎患者，按中医"胁痛"病进行辨证分为肝气郁结、肝阴不足和肝血瘀阻三型，分别以逍遥散、一贯煎和延胡索汤三方加减治疗，必要时以西医护肝疗法作为辅助治疗，疗效更为满意。又如肾盂肾炎是细菌侵袭肾盂和肾实质而引起的泌尿系统疾病，控制感染是主要的治疗措施。在急性期，常以抗菌药物或化学药物进行病因治疗，以抑制侵入的细菌，并供给足量的热能、维生素、水、电解质等全身支持疗法。在西医为主治疗的基础上，再按中医湿热淋证治法，用八正散、导赤散等方药作为辅助治疗，对争取早期治愈、防止反复发作，可起到促进作用。

二、用中医药治疗西医诊断的疾病

这种中西医结合形式，通常要求首先确立西医病名诊断，然后采用中医中药进行治疗。这种结合形式主要表现在这样几个方面：

第一，借助西医确立病名诊断之后，采用中医辨证论治进行治疗，借助西医检验疗效。1957年南京市中医院运用辨证论治法治疗细菌性痢疾102例，临证加减用药，结果显示，除两例病人未复诊外，其他的病人都痊愈，其中有5例属于阿米巴痢疾。这些研究当中，中医中药是治疗手段，西医诊断病名是为了中医药治疗后，需要依据西医指标对其疗效进行判定。以慢性萎缩性胃炎为例，将慢性萎缩性胃炎分为中虚气滞、肝胃不和、胃阴不足、肝胃郁热和气滞血瘀五型，针对每型，分别用黄芪建中汤加减健脾理气，柴胡疏肝散加减疏肝和胃，沙参麦冬汤加减养阴和胃，化肝煎合左金丸清热泻中，桃仁四物汤合失笑散理血化瘀。

　　第二，借助西医诊断病名之后，不进行中医辨证，而直接选用专方专药或成方成药或其他中医特殊方法治疗。这实际上意味着放弃辨证论治，而采用"唯方唯药"的形式论治。这里的特效方药，一是临床经验确定下来的有效方药，一是经过中药药理实验研究证实有效的方药。如1953年杭州传染病院骆龙江对应用黄连治疗痢疾的病例进行了临床疗效报道。1957年杭州市传染病院骆龙江用黄柏治疗细菌性痢疾31例，上海传染病院用秦皮煎剂治疗185例细菌性痢疾，结果全部治愈。

　　中医成方成药是多年临床经验的结晶，其疗效已经被确认，因此，成方成药在治疗痢疾方面的运用也不少见。1955年太原传染病院用中成药香连丸治疗急性菌痢38例，1956年何邦宏以当归芍药汤治疗43例细菌性痢疾，结果显示全部痊愈。

　　另外，有些文献资料显示，临床中还有借鉴西医的给药方式运用中药者，如把中药制成注射液、酊剂、胶囊等新剂型。

如 1957 年湖南新化云溪联合诊所使用常山注射液治疗疟疾。研究者采用当地农村烤火酒的方法制备常山注射液，给病人肌注，效果很好。另有研究者蔡有章把鸦胆子去壳取仁装入胶囊内服，用于治疗阿米巴痢疾，并进行了临床观察研究。1954年上海同济医院过景源对杜仲治疗高血压进行了临床报道，他把杜仲切片浸入 70% 的酒精内制成杜仲酊，令病人每次服用30 滴，每日 3 次，疗效较好。

由于这一时期对中药药理研究成果还有一些积淀，因此，有些研究直接把中药有效成分提取物运用于临床治疗。如解放军某医院用黄柏提取物盐酸小檗碱治疗细菌性痢疾 83 例，结果全部治愈。对于慢性胃炎的治疗，也有不需要进行分型，直接采用胃炎 1 号、胃宝、健胃茶、胃乐益合剂、胃炎冲剂等进行治疗。

第三，采用方药以外的中医手段（如针灸等）来治疗西医确诊的疾病。如 1958 年谢锡亮采用针灸疗法治疗 59 例疟疾患者，针 1 次即痊愈者 51 例，针 2 次痊愈者 5 例，针 3 次痊愈者 3 例，以后经调查访问，此 59 例患者无一例复发。

第四，西医诊断病名之后，结合疾病病理和中药药理，选药组方治疗。如黄芪建中汤或秘方 204 片（玄胡索、海螵蛸、枯矾）与西药痢特灵治疗溃疡病。这里，秘方 204 片就是根据经验和现代药理组建的成方成药。此外，根据乌梅、芍药能提高胃液酸度，促进胃酸分泌；沙参、麦冬、佛手能增加胃酸；木香、陈皮能调节胃肠蠕动和幽门括约肌的舒缩；大贝、煅瓦楞、白及制酸止血，收敛生肌；乳香、没药能改善微循环；白花蛇舌草、半枝莲能消炎退肿，临床中常常运用这些药物进行组方治疗胃炎等。

三、中西医结合诊断分型辨治

在临床医疗实践过程中，许多人逐渐认识到，对于一种西医确诊的具体疾病来讲，其证候分型不可能是随意的，而应该是固定的。因此许多人开始了中西医结合诊断分型的研究。从临床治疗角度来看，它通常有如下几种形式。

1. 中医辨证结合西医病名诊断进行分型辨治

中医辨证结合西医病名诊断进行分型辨治，即把西医的某类疾病分别归属在不同的证候类型之下，以供临床治疗参考。如急性胆道感染的中西医结合治疗，首先通过西医明确诊断，再作辨证分型，如气滞型，以"痛"为主，相当于胆绞痛或轻度的胆道感染；湿热型：以"黄"为主，相当于化脓性胆囊炎、胆管炎、总胆管结石等；实火型：以"热"为主，相当于急性坏疽性胆囊炎、急性化脓性梗阻性胆管炎及胆道感染性休克等。三个类型分别用清胆行气汤、清胆利湿汤和清肝泻火汤治疗。三方中均有柴胡、黄芩、半夏、木香、郁金、生大黄六种基本药（由大柴胡汤衍化而来），再根据证型不同分别加减用药。其他如冠心病、慢性支气管炎、肺源性心脏病等中西医结合分型论治都采用过这种方式。在针对各型确定用药过程中，可以选定一个古方或成方，或民间单方为主，结合病和证，根据具体情况随症加减，或运用中西医理论自拟新方，充分发挥中西医药各自的优点。

2. 中医辨证结合西医辨病分期进行分型辨治

中医辨证结合西医辨病分期进行分型辨治，即把西医某一种病的不同病理分期分别归属在不同的证候类型之下，以供临床治疗参考。中西医结合治疗高血压病的研究中就能体现出这一点。1959 年，中国中医研究院陈可冀教授与中国医学科学院阜外医院合作，他们选择 494 例高血压病人，通过西医诊断进行分期（共分三期），然后结合中医辨证进行分型（共分八型），针对中医辨证各型分别采用中医药治疗，然后从症状和降压两方面观察和总结疗效。之后，陈可冀教授还对高血压中医分型与西医分期的关系做了初步探究，并试图通过西医生理指标鉴别中医的证候类型。上海第二医学院赵光胜及上海高血压研究所张继业等，将 550 例高血压病人分成阳亢、阴虚阳亢、阴阳两虚、阳虚 4 类，并进一步归结为阴虚阳亢（阳亢偏重、阴虚偏重）、阴阳两虚（阳虚偏重、阴虚偏重）二型。他们还对中医证型的病理基础进行了研究探讨。通过研究，他们"初步"找到了引起肝阳上亢、阴虚偏重、阴阳两虚的病理生理基础和客观指标。他们认为，"阳亢偏重"者，在大脑皮层功能紊乱的同时，中枢兴奋性亢进最为突出，但交感神经反应性最低；"阴虚偏重"者，中枢兴奋性不及"阳亢偏重"重；"阴阳两虚"者，中枢兴奋性最低，前庭对交感神经反应性最强，副交感性反应性最弱。目前此方面的研究还在深入。

既然证型的划分不是随意的，那么治疗所用的方药自然不能随意。吴咸中研究小组根据中西医诊断，将急性阑尾炎分为 8 种类型，每一型都配上固定方药：实热型炎症初期，治疗以大黄牡丹汤为主；实热型成脓期，治疗以清肠饮为主；实热型破溃期，治疗以清肠饮、三黄汤、薏苡附子败酱汤为主；实热型包块期，治疗以清肠饮、血府逐瘀汤为主；虚中夹实型炎症初期，治疗以大黄牡丹汤加温通药；虚中夹实成脓期，治疗以清肠饮加补气药；虚中夹实破溃期，治疗以清肠饮合败酱汤加补气药；虚中夹实包块期，治疗以血府逐瘀汤加补气药。另外，如心脑血管疾病、呼吸系统疾病、消化系疾病等都有类似的分型研究。

四、宏观辨证与微观辨证相结合

在证候分型过程中，只要根据疾病的病理指标，结合中医的辨证，就可以确定证型和方药。为了进一步说明这个问题，我们来看一看慢性支气管炎的中西医结合分型研究。1971 年，广州中医学院附属医院采用中医四诊辨证，西医临床症状、体征及多项实验室检查（包括肺功能、机体免疫功能、痰液检查、支气管镜检等计 26 项检查）诊断，通过对 753 例慢性气管炎病人临床观察，总结出慢性气管炎的中医脏腑辨证与西医病理变化相结合的诊断分型。中医分肺络痰滞、肺虚脾湿、肺脾肾气虚 3 型，西医分为分泌亢进型、感染渗出型、过敏渗出型、漏出型、萎缩型 5 型。针对以上分型，采用 11 种中西药进行治疗，并对 200 例病人观察 3 年，有 40% 未发病，说明中医药防治该病有效。后来又进一步根据中医四诊和痰液外观简化分型。1976 年，厦门中医院、福建中医药研究所等单位，在实验研究基础上结合中医理论，提出标证、本证相结合的分型方案，即标证分热痰、寒痰，本证分肺气虚、脾阳虚、肾阳虚和阴阳双虚，同时建立了上百个客观指标，运用电子计算机，评价全国 7 个有代表的分型方案，证实了中西医结合、标本结合诊断分型方案较为合理，能说明慢性气管炎的本质及发病规律，也初步证实了不同型在各种检查指标上有不同的病理特征。接着，他们还应用概率统计中的数量法，从 162 例慢性气管炎患者中选取 50 个客观指标，通过电子计算机评价 11 个中医分型方案，结果认为其中 5 种分型方案较好。这 5 种分型按照数学式判别与临床分型符合率分别在 72% ~91% 。此外，他们还对慢性气管炎的肾虚病人在呼吸、循环、消化、泌尿、神经、内分泌各系统和免疫方面的病理生理改变进行了研究。

采用这种方式对疾病分型之后，在治疗上通常会结合辨证和辨病进行治疗。一般有三种形式：一种是以中医辨证为主，治疗时考虑到治病；一种是以西医辨病为主，治疗时考虑到治证；第三种就是辨病和辨证兼顾考虑。

五、制药和给药途径的中西医结合

在制药方面，利用现代科学制药方法可以把很多中药有效成分提纯、浓缩，从而加强药效，减少副作用。把这些有效成分制成注射剂、丸剂、片剂（如糖衣片等）、酊剂等（中药虽也有丸剂、散剂、药酒，但多未提纯浓缩，体积较大，不便于应用），既便于服用又易于携带，减少煎药麻烦，又可避免中药的一些不良气味，一举数得。在给药途径方面，由于历史条件限制，中药的应用主要限于口服和外用，治疗内科疾患一般都靠口服，经消化道吸收。治疗消化道疾患用口服法一般是适合的。但如果治疗消化道以外的疾患，口服法的缺点就易于表现出来：起作用慢，吸收不够完全，减少药物在体液或器官的浓度；当消化道有病时，药物的吸收往往就更受影响。如果采用西医式的给药途径，那么疗效就好得多，特别是把中药制成注射剂，药物易于在体内达到有效浓度，有些药物口服无效或效果差，注射却有效或效果较好（丹参治疗冠心病就是一个例子），起作用也快，消化道吸收不良也无妨。另外，用少量中药或西药进行穴位注射，既能提高药物疗效，减少药物副作用，同时又可起到"针刺"作用，这种中西医结合给药法比肌肉注射、静脉注射或单纯针灸效果好得多。诸如此类的做法在临床报刊的报道中经常可以见到。

第二节　"西医为准"的临床试验检测了中医技术可靠性

1949～1958 年之间，由于我国实验研究的主客观条件较差，绝大部分临床试验研究都只是通过临床观察来确认其疗效有无或做疗效优劣比较。这一时期期刊上多数临床文章都是以临床观察报道的形式出现，并且都冠有"临床观察""观察报告""观察报道"等字样。这实际上是以人作为试验对象进行研究的。在肯定疗效的基础上，开展动物实验研究，进一步探讨其疗效产生机制，这方面的研究在此时期出现很少。所见的一些动物实验研究大都是在采用西医的疾病造模方法基础上展开的，这种研究通常是为了检验或确认单味中药对某病的作用及疗效，另一方面为其疗效提供某种程度上的证据支持。因此，其研究的总体水平较低。1958 年之后，随着实验条件的逐渐改善，研究人员的专业素质不断提升，实验研究的水平也不断得到提高。中西医结合临床医学研究内容不再只是临床疗效观察，而是较以前的内容丰富得多、深刻得多，包括疗效产生机制的研究、病机的现代研究、诊断客观化标准化研究、治则治法研究等。这些研究主要有两个目的，其一是揭示出中医药临床疗效产生的科学依据，其二是借助现代医学使中医临床诊治科学化。研究内容主要体现在以下几个方面。

一、中西医结合疗效观察及机制研究

这种研究是在临床观察确认疗效的基础上，对其疗效产生的现代医药学依据进行揭示。因为临床治疗措施是具体的，而实验研究也需要具体对象，所以，此方面的研究多表现为对复方、成药、单味特效药或特殊治法的作用机制研究。1954年黄庄彰对半夏和浙贝母的镇咳作用进行了实验研究。他将半夏粉10克加入蒸馏水125毫升，加热煮沸30分钟，制成20%的半夏煎液；再用同样的方法制得20%和25%的浙贝母煎液。以猫为实验动物，将1%的碘溶液1毫升注入一侧第6肋间处胸膜腔诱发咳嗽，用中药灌胃观察止咳作用。实验结果，半夏0.6克/千克灌胃，对猫的咳嗽具有抑制作用，其镇咳作用比1毫克/千克灌胃的西药可待因效果略差，其作用都发生在给药50分钟之后，药效维持5小时以上；浙贝母0.8克/千克灌胃和1.25克/千克灌胃对猫的咳嗽均无治疗效果。据此得出结论：半夏有止咳作用而浙贝母没有止咳作用。1971年，陈可冀根据中医辨证论治原则，提出用冠心2号方治疗冠心病，后经北京地区冠心病防治研究协作组的临床观察证实，该方对冠心病心绞痛具有较好疗效。1972年，上海成立丹参研究协作组，开展了以丹参为主治疗冠心病的研究。他们研制的复方丹参注射液，经临床试用并做疗效观察，有效率为 82.8%，心电图好转率为 48.62%。另外一种研发品丹参舒心片，对心绞痛的有效率为 75%，心电图好转率为 55%。他们还进一步研究了丹参的药理作用，结果显示：丹参能增加冠脉流量，提高耐缺氧能力，并能扩张周围血管，改善血流量；对心前区高频阻抗具有明显改善作用，能增强心肌吞噬细胞的作用，对血小板有明显的减聚作用。1976 年，依据本方制成静脉注射液，除了继续观察治疗冠心病心绞痛的疗效外，还用于治疗急性闭塞性脑血管病，临床观察 52 例，有效率 97%。紧接着，对本方作用原理从生化、药理及血小板超微结构等方面进行了初步探讨，研究结果显示：该方能抑制血栓形成，溶解红血栓，提高纤溶酶活性，降低血浆 X III 因子活性，对抗心肌及周围血管内血小板聚集，缩小实验动物心肌梗死面积，减轻心肌梗死的病变程度，扩张血管，解除平滑肌痉挛，增加冠脉血流量等。陈氏的这一研究带动了全国的活血化瘀研究。在之后的研究中，他们取得了很多有价值的成果。

二、中西医结合病理比照的实验研究

此类研究是根据临床观察或治疗结果，在对一种明确疾病的中医病机和西医病理认识进行比较的基础上，进一步通过实验探讨中医病机的现代病理学基础，研究者希望借此能够为临床"微观辨证"治疗提供指导。如有人探讨了肾虚与免疫、肺虚及水肿的关系，阐明"肾虚易感外邪"与免疫功能低下有关，肺失肃降、水道失调与水肿有关，并对 78 例肾虚型慢性气管炎患者用转移因子预防呼吸道感染，对 72 例患者随访

19 个月，呼吸道感染 1 次以上者占 33.4%，对照组为 80%。通过对 350 例慢性支气管病人观察发现，中医阳虚型者以副交感神经功能亢进为主，阴虚型者以交感神经功能亢进为主，阳虚合并热痰者可出现交感神经功能亢进，或交感、副交感神经功能均亢进。本病发生发展过程中，遵循由肺气虚向脾阳虚，进而向肾阳虚不断深入的规律，也就是由呼吸系统向消化系统，进而向泌尿生殖系统逐渐发展的过程，而病情好转时，常由副交感神经功能亢进转为副交感神经、交感神经功能均亢进，进而转为交感神经功能亢进，最后是副交感神经、交感神经功能趋向平衡。

三、中西医结合诊断客观化、标准化、规范化研究

中医临床诊断的过程中舌象和脉象提供的信息往往很重要，但是中医对它们只是借助肉眼观察从定性层面进行直观把握，并且经常会因为观察的遗漏和主观性出现描述上的偏差和失真，因此，同样的客观信息，不同的医生对它的实际接收程度和处理结果不相同，这导致诊察信息的失客观和失全面。由于中医辨证过程中依据的仅仅只是宏观信息，而这些信息在病体的释放是不稳定、不完整的，加之医生在辨证思维方面的个体差异，常常导致辨证的主观性和不一致。鉴于上述理由，很多人开始了诊断客观化、标准化、规范化研究。

诊断包括诊察和辨证两方面。

诊察方面，以舌象、脉象的研究多见。对于脉象的研究，有人结合现代生理学，研究了动脉脉搏波的组成和意义以及常见脉象的生理学基础，如数脉、迟脉、沉脉、结脉、代脉、浮

脉、洪脉、细脉、弦脉、紧脉、滑脉、涩脉等。对于舌象，学者们研究了舌的形态和结构、正常舌象的解剖生理学基础、病理舌象的病理生理学基础，并对舌诊的客观化、标准化展开研究。也有人从现代医学角度对正常和病态舌象和脉象的形成机制进行了实验研究。研究目的是使临床医生能够从微观层面去认识和区分舌象和脉象。有人还绘制了舌象图和脉图，研制了相应的观察仪器，如脉象仪等，这更方便了对病人舌象、脉象的识别。

除此之外，还有人借用统计学的方法，从临床观察入手，对不同疾病或同一疾病不同时期的舌象和脉象进行了研究。如胃及十二指肠溃疡，舌质以淡红、淡青为多，舌苔以薄白、白腻苔、黄苔为多见；急性肝炎，舌苔多黄厚腻，舌边尖充血；急性心梗，舌上多瘀点瘀斑，色暗紫，舌苔白腻或黄腻；急性肾炎，舌多呈淡红色。以胃炎为例，有人统计，轻者淡舌占 69.6%，薄白苔占 60.9%，久病红舌占 37.5%，紫舌占 40%，腻苔达 28.6%。慢性浅表性胃炎，鲜红舌占 32.88%，黄苔占 73.97%；慢性萎缩性胃炎，舌质有褐点者占 43.03%。在脉象方面，有人对脉象的影响因素和不同疾病或同一疾病的不同时期的脉象表现规律和特点进行了研究。如高血压病多见弦脉，肝炎急性期多为滑数脉，冠心病以弦脉最多见，其次是沉脉、滑脉和细脉。慢性胃炎辨证分型与脉象有关，肝郁气滞型脉多弦数和细弦，湿热内阻型多滑脉或兼弦，阴虚内热型多细数脉，可兼有数脉，虚实夹杂者多见细、细弦脉。

20 世纪 70 年代末，上海华山医院普查了 5403 例正常人的舌象，对其舌苔、舌质、舌体、舌脉等做了大规模的周密调查分析。对其中 650 例病理舌象进行了研究，论证了舌诊对临床辨证、病情轻重及预后的价值，并结合血液流变学的研究，对各型病理舌象的形成原理提出了新的见解。80 年代初，上海中山医院对青紫舌做了研究，结果显示青紫舌是血瘀证主要特征，并进一步对青紫舌的形成机制进行了探究。

1983～1984 年，上海中医学院与上海标本模型厂合作，研制出脉象模拟装置。80 年代中期，北京中医学院基础部傅聪远等在确定临床脉象后，描记脉搏图，并编制了微机自动测算脉搏图数据的程序。湖南中医学院徐新林研制成舌诊仪，从而开始了舌诊的客观化诊断。天津中医学院张伯礼研制出舌色测定仪、舌象摄影仪和舌津液测定仪。90 年代初，上海浦东中心医院等单位研制成光谱光度法中医舌象仪，该仪器能识别舌象的色度学特征。

湖南中医学院周小青等对舌苔细胞化学变化规律进行了定性定量研究，并从植物神经、环核苷酸、内分泌微量元素及红细胞免疫角度综合探讨了各种舌苔形成的机制。上海张镜人等根据脉象原理、切脉经验及实验分析研制成 MX－5 型脉象仪。

在辨证方面，以某中医证型与微观病理指标的相关性研究最为多见。兹以血瘀证的研究为例进行说明。血瘀证是冠心病、高血压病、高血脂症等心血管病中常见的重要证候，许多学者从血液动力学、微循环、分子生物学、免疫学等方面进行了探讨。如西苑医院对冠心病血瘀证患者血小板表面活性和聚集性进行了测定，发现血瘀证患者的血小板表面活性和聚集性明显高于正常人。另有报道，冠心病患者的血清血栓球蛋白和血栓第 4 因子高于正常人。有学者研究提示，血小板膜糖蛋白异常增高是冠心病血瘀证发生的病机之一，认为血小板膜糖蛋白的增高是冠心病血瘀证较为特异的辨证指标。有学者对对冠心病血瘀证进行回归分析研究，认为血脂、血黏度、血栓形成是冠心病血瘀证的重要因素。此外，还有很多人研究了血瘀证与其他微观指标的相关性。

除了血瘀证，人们还研究了心血管病的中医虚证分型与左心功能关系，痰浊证与高脂血症的关系，心气虚与心钠素样免疫活性物质的关系，心脏收缩时间间期与心气虚和阳虚的关系等。

四、中西医结合治则治法的现代研究

此类研究通常是借助具体方药来进行的，下面以活血化瘀研究为例说明。1958 年，山西医学院等单位运用活血化瘀理论创制宫外孕 1 号、宫外孕 2 号治疗宫外孕，结果显示，90%病人不用手术就可以痊愈。1960～1964 年间中国医学科学院以活血化瘀药复方通脉灵治疗硬皮病获得较好疗效，之后又把它用于血栓闭塞性脉管炎的治疗，疗效满意。这些研究为 70年代深入广泛开展活血化瘀的临床和实验研究奠定了基础。

70 年代初，中医研究院西苑医院陈可冀等发现，采用活血化瘀法，选用冠心 2 号以及川芎等药物治疗心脑疾病效果也较满意。于是，他们与中医研究院中药研究所合作，对冠心 2号及川芎、丹参、赤芍、红花、益母草、蒲黄、莪术、当归等活血化瘀方药进行了生化、药理等的实验研究，初步阐明了活血化瘀药的一些作用机制，如抗血栓、溶栓、改变血栓结构、降低纤维蛋白血栓稳定性、抗心肌缺血及坏死等。

除此以外，首都医院妇产科运用益母草、当归、川芎、白芍、木香组成活血化瘀方剂治疗 11 例具有新生儿溶血史的孕妇，临床观察显示，此方具有预防新生儿溶血的效果。之后，北京中医学院中医系根据这一临床事实就活血化瘀类中药对机体免疫作用的影响开展了研究，他们应用活血化瘀 1 号方（益母草、当归、白芍、木香等组成），通过 A 型脐血免疫小鼠，观察药物对抗体的影响，研究结果显示，对盐水凝集抗体（主要是 IgM）有明显的抑制作用。用巯基乙醇破坏 IgM 后的免疫血清做木瓜酶凝集试验，药物对 IgM 也有明显的抑制作用。用羊红细胞免疫小鼠进行溶血空斑试验，发现药物对抗体形成细胞有一定的抑制作用。据此得出结论，活血化瘀类中药对机体体液免疫具有抑制作用。

1973 年，上海第一医学院对五千多例病例进行了分析，初步统计显示，活血化瘀法可以治疗的病种有五十多种，且疗效都较满意。接着，他们对"血瘀"本质和"活血化瘀"原理进行了研究。首先，初步确定"血瘀"证的诊断标准，然后，从微循环、血液流变学、血流动力学、形态学、免疫学等方面进行探讨。通过临床观察和实验研究，初步认为"血瘀"与以下两方面有关，即全身或局部微循环障碍、血液流变性改变。临床和实验研究显示，活血化瘀作用原理有以下几方面：促使微循环中原先流动慢的血液增快流速，并能不同程度解除红细胞的淤滞和聚集；改善血液流变性；调节全身血流分布；促进组织修复和再生；影响体内代谢、免疫、凝血和纤溶。之后，这种研究更加深入。为了规范其临床诊疗评估，中国中西医结合学会于 1986 年制定了血瘀证的辨证诊断标准，包括主要临床表现、辅助临床表现和实验室指标 3 个方面，得到国际同行的认同。血瘀证诊断中的实验室客观指标基本是血液循环的相关指标，从微循环、血液流变学、凝血与纤维蛋白溶解、血小板聚集、血流动力学、组织病理观察及血管阻塞等 7 个方面来评价。这些客观实验室指标都与血液流变学密切相关，所以，血液流变学已成为血瘀证诊断与活血化瘀研究的重要而实用的手段之一。

除了活血化瘀以外，其他治法的研究也较多。80 年代初，北京友谊医院对通腑法进行了研究。他们通过对急性感染性疾病、消化道大出血及慢性肾功能衰竭（尿毒症）三大类疾病的治疗，观察下法的疗效，并进一步通过实验研究探讨了下法的作用机制。天津市中西医结合急腹症研究所等单位将中医通里攻下法及其代表方剂引入现代腹部外科实践，在临床研究、应用基础研究和药学研究诸方面均取得进展。从 1985 年到 2000 年治疗急性肠梗阻 1484 例，非手术治疗成功率达 80.8%。通里攻下法与其他治法相结合治疗重症胰腺炎 145 例和重症胆管炎 377 例，疗效明显提高，通里攻下法防治肠源性内毒素血症及保护肠屏障的作用亦在临床与实验研究中证实。大承气汤及承气合剂还被广泛地应用于围手术期治疗及各项胃肠检查的肠道准备。并进一步对其药理机制进行了研究。此外，有人用泻肺行水法代表方加味对心钠素代谢的影响进行实验研究，从细胞、分子水平探讨中医泻肺行水法作用机理，以期找出肺气肃降，通调水道的物质基础。

五、中西医结合针刺麻醉（简称针麻）的研究

上海第一人民医院耳鼻喉科医生尹惠珠和她的同事在给病人做扁桃体术后止痛时发现，针刺病人两侧合谷穴可以马上止痛，于是，他们设想用针刺代替术前给麻醉药的做法来止痛。1958 年，尹惠珠尝试着采用针刺麻醉进行了第一例扁桃体摘除手术。1959 年 12 月，西安医学科学研究所针刺麻醉研究室出版了《针灸麻醉》一书（西安人民出版社出版），全面系统地对国内针刺麻醉的经验进行了总结。60 年代初期，针刺麻醉的运用开始减少，但是仍旧有一些人在继续研究和改进这一方法。上海第一人民医院和上海市针灸研究所合作，成功完成了针刺麻醉下的肺切除手术。1965 年 11 月，上海医科大学附属华山医院陈公白大夫首次用针刺麻醉打开病人颅腔，为其摘除脑部肿瘤。既然针麻在临床上有效，那么它必然存在客观的有效机制，因此，国内一些西学中人士开始着手探讨针刺麻醉的原理。

从 1965 年开始，著名神经生理学家张香桐应用现代医学生理研究的方法探索痛觉传导路径。他在丘脑和延髓中用微电极记录神经细胞的放电活动，首次提出丘脑束旁核与痛觉有关，并认为束旁核可能是中枢神经系统中处理痛觉信息的一个重要中心。1966 年初上海中医学院曾兆麟制作出针刺麻醉下肺切除手术的动物模型。研究证明，神经、体液因素是针刺镇痛的主要物质基础。之后，以北京医学院韩济生为主的一些人士借助现代实验方法对针刺镇痛机制进行了深入研究，取得了许多成果。

针刺镇痛机制的研究主要体现在：①穴位感受器及其传入纤维的作用机制；②针刺镇痛的中枢机制；③中枢神经递质在针刺镇痛中的作用；④心理、时间、遗传等因素在针刺镇痛中的作用。目前未止，韩济生教授在此方面做出了很多成果，使针灸技术得到了很多国家认可和接受。

六、传统经验认识的现代实验研究

传统经验认识内容可分为两部分，一部分是依据观察对客观事实、现象的描述，另一部分是依据中医理论对事实、现象做出的理解或解释。如"煨脓长肉"就是中医疮疡理论中陈述的一种经验认识，它实际上描述的是一个客观事实或现象。既然是客观存在的事实和现象，必然存在客观的科学道理。借助现代科学方法，把这个客观的道理揭示出来，这对于临床治疗和基础理论来讲都是有意义的。90年代中期，天津中西医结合治疗骨折研究所，对中医"煨脓长肉"的理论认识进行了实验研究。首先建立家兔"煨脓长肉"模型，通过收集创面细胞和渗出液以及检测创面局部微血管通透性等方法，证实"脓"来自创面微血管。应用荧光染色、酶化学和电镜技术，证实创面巨噬细胞是富含 C3b 和纤维结合蛋白（Fn）受体，并具有高分泌活性的细胞亚群。用化学发光技术，证实创面细胞功能活跃，渗出液中有多种免疫活性因子，如激活因子、趋化因子、迁移因子和生长因子等，创面细胞与活性因子互相调节对创面加速愈合起重要作用。外用中药激活的创面细胞，可释放纤维结合蛋白，创面愈合程度与创面纤维结合蛋白含量密切相关。

第三节 "中西汇通"的基础实验
阐释了中医理论的科学性

新中国成立初期，由于主客观条件限制，基础理论实验研究开展较少。1958 年，毛泽东主席提出要用西医的解剖刀来剖析中医，创建我国新医学。因此，当时很多人对中医的疗效比较肯定，但是，中医对此疗效的解说总是存在"说不清"的尴尬，于是，这一时期以西学中人员为主体的研究者们，从中医的肯定疗效出发，借助现代西医学的实验方法对中医的基础医学理论展开了研究。1958 年以后，基础理论实验研究项目逐渐增多，研究水平也逐渐提高。其研究内容主要表现在：

一、中医基础理论实验研究

这一时期基础理论实验研究的思路是中西医比照分析，最终目的是为了把两种医学结合在一起，在传统中医和现代西医共性的基础上吸取对方的优点，克服各自的缺点。中医是从宏观角度认识人体和疾病的，我们应该使它微观化，西医是从微观角度认识人体和疾病的，我们应该进行整体化研究。只有把传统中医微观化和西医整体化结合起来，才可以找到中西医结合点，因此这一时期中医基础理论实验研究水平和层次都得到很大提高和发展。这些研究成果为临床开展辨证微观化和辨病的整体化提供了理论基础。

（一）中医病因理论的实验研究

此方面的研究通常采用环境造模的方法建立动物模型，然后采用现代医学方法进行实验研究。以 1999 年张六通主持的以湿邪致病机理的研究课题为例。实验是这样设计的：根据中医学关于外湿的形成与长夏湿气太过、雨水过多及卑湿环境有关的认识，采取人工模拟潮湿环境，用加湿器使造型箱相对湿度保持在 90% 以上，并在鼠笼底部铺垫湿锯末以增高地之湿气，使大鼠自然发病。实验发现，于造模第二天后大鼠陆续出现纳呆饮少、体重增长缓慢、消瘦、嗜卧懒动、趾（指）关节肿大、拒触碰、活动受限、大便不成形或稀便、呼吸粗重等症状。造型 105 天时，大鼠连续死亡 2 只，且极度瘦弱。共观察 108 天模型组大鼠的体重、进食饮水量，与正常组相比，有非常显著的差异（p < 0.01）。经胜湿方治疗后，模型动物症状均有不同程度的改善或恢复，反证外湿动物模型的可靠性。接着，他们进一步观察模型动物的临床表现，检测其消化、免疫、内分泌系统的有关指标，观察胃肠黏膜等组织的超微结构，目的是探索湿邪所致病证的病理学基础，找出湿邪致病的客观指标，从细胞、分子水平阐明湿邪的致病机理，从而能够对外湿模型出现诸症的机理做出科学解释，为临床诊断湿证和判断祛湿方药的疗效提供客观指标。2001 年吴丽丽试图应用现代研究手段，结合自由基生物医学理论，探讨中医湿邪本质。其实验方法为：正常对照组动物放在气温 10℃ ~ 25℃、相对湿度 40% ~ 70% 的环境中给予普通喂养。湿证组动物先在上述正常环境中喂养 3 天，禁食、自由饮水 1 天，然后放入实验箱中，实验箱内温度 25℃ ~ 30℃，湿度 90% ~ 100%。每

天上午给湿证组动物以 2g/mL 生药浓度的熟地液 4mL/只灌胃，晚上给予液化猪脂肪 5mL/只灌胃，并于每日中午用冷水冲笼，刺激 1 小时；正常对照组灌等量清水，持续 7 天后置于正常环境中 1 天，于第 9 天将湿证组及正常对照组分别处死，观测胃、小肠、肝、肾、肺病理形态学变化、及小肠 D－木糖吸收率、胃黏膜超氧化物歧化酶（SOD）与丙二醛（MDA）、肝细胞能荷等各项指标。

（二）中医病机理论的实验研究

关于中医病机的现代研究，除了根据临床提供的症状资料外，主要是借助病理学的方法研究。其研究方法通常有以下几种：

1. 根据临床症状和西医学知识，结合西医的病理认识，对中医病机进行解释。如荨麻疹的病机，中医认为与风有关，与饮食发物诱因有关，理由是这些发物容易导致胃肠积热，西医认为是小血管的通透性改变，诱因是未消化的高蛋白食物变成了致敏原。

2. 从临床入手，以病人为对象，在西医辨病和中医辨证后，为了深化对病机的认识，对病人进行西医的化验检查，测量一些微观指标，探讨中医病机与微观指标的相关性，并进一步扩展为微观辨证和影像辨证。

3. 通过动物实验对中医病机进行研究。这种研究通常都是结合证和方药展开的，通过对它们的研究来反证病机。

情志因素的致病机理及其物质基础通常是借助动物实验来展开研究的。以恐伤肾为例进行说明。首先是恐伤肾模型的制备，一般常用的方法是猫吓鼠、人吓猫和爆竹吓狗。这一步完成后，接下来就是对模型动物体内的脏器组织以及生理生化变化进行检测，并与动物正常状态进行比较。资料显示，多数研究结果表明，动物的睾丸会有不同程度的损伤，有人认为这正好印证了肾主生殖的理论。

（三）中医阴阳理论的实验研究

根据笔者收集的资料，现代对阴阳学说的研究有不同的偏重，有的着眼于寻找代表阴阳的对立物质，有的则注重从整体动态变化中阐明阴阳学说。这方面的课题通常是依靠证来进行研究的。根据阴阳学说的内容，其研究主要包括三个方面：①阴阳对立与统一的研究。主要从肾上腺皮质激素、甲状腺素、前列腺素等内分泌激素，及内分泌腺体的形态学、血浆环核苷酸、物质能量代谢、机体免疫几个主要方面进行研究。如在沈自尹对肾阴虚和肾阳虚与尿 17－羟皮质类固醇关系的研究中就有所体现。②阴阳转化和互根的研究。如沈自尹在肾虚证研究中发现，当肾阳虚重症病人由于温阳太过转为肾阴虚重症状态时，尿中 17－羟皮质类固醇由低值升至正常最高值或以上。这时如果改用滋阴或清热药后，尿 17－羟皮质类固醇降至正常，恢复或降到最低值。另外，有些肾阴虚的病人由于清热太过，转为肾阳虚重症，尿 17－羟皮质类固醇即降到正常最低值以下。据此，沈氏得出结论：肾阴肾阳之间的互根互用也是有其物质基础的。③阴阳平衡的研究。沈自尹通过对肾阴、肾阳的研究，发现"肾阳虚"患者的垂体与肾上腺皮质之间的稳态常被打破，有时表面看来是平衡的，其实处于低水平的平衡，因此提出"阴阳常阈调节论"。之后，又有人从机体的反馈调节能力和内环境稳态方面对阴阳平衡进行了研究。

（四）中医脏腑经络理论的实验研究

藏象研究是从中医的异病同治开始的。许多研究者在临床中发现，现代医学所称的不同病根据中医辨证可以采用相同的治法治疗，既然如此，那么，设想着不同的病之间一定存在共同的物质基础。正是基于这一点，研究者们展开了藏象专题研究。首先是对心、肝、肺、脾、肾五脏的本质进行研究，但是这种研究一开始就遇到了困难，于是由五脏本质研究转向了证的本质研究，这实际上是从生理探讨转向病理研究。从上文沈自尹肾虚证的研究案例可以清楚看出这一点，即沈自尹展开肾虚证研究是从肾的本质研究转过来的。可以看到，对证的本质研究最终转到了对方药的研究上面。

除了这以外，还有一些研究试图从现代医学角度去解读中医藏象理论的一些内容。如肾主骨、主生殖、开窍于耳的研究，脾主肌肉的研究等。这一类研究通常表现出这样几个特点：一是把中医的五脏和现代医学的脏器混淆不分；二是把生理研究转为病理研究，最后通过研究方药作用来完成。

如大连 210 医院对 184 例肾虚和肺肾虚骨质疏松患者尺、桡骨骨矿质含量进行测定，并做比较，证实肾虚患者的骨矿质含量低。西苑医院从骨密度角度展开了研究，结果显示肾虚患者较非肾虚患者的骨密度低。同济医科大学观察了补肾健骨胶囊和钙剂对绝经后骨质疏松患者的疗效。这些研究为"肾主骨"提供了现代科学依据。又如对"肾开窍于耳"的研究，有人通过研究发现肾脏和内耳中的某些细胞在生理、形态、酶含量以及药物反应等方面具有相似性。临床观察发现对内耳有毒的抗生素对肾脏亦有毒性，抑制肾功能的利尿酸同样可以使人和动物耳聋，有人设想调节肾功能的肾上腺皮质分泌的盐皮质激素——醛固酮可能在肾开窍于耳机制中起作用。

关于经络的现代研究，多数是采用现代科学手段和现代医学知识对经络的循行、物质基础、功能及气血运行规律进行研验证、探索和说明。其研究内容主要表现在以下几个方面，即经络感传现象研究、经络生物物理特性及机制研究、经络化学特性研究、经脉脏腑相关和经脉经脉相关研究、经络气血实质假说和相关实验研究。经络的现代研究从 50 年代就开始了，1956 年，经络实质研究被列为国家重点研究项目。安徽中医学院、福建中医研究所等单位合作，在 1977～1978 年，从 11853 人中普查出 50 名经络敏感者，通过指压激发感传，同时以低频脉冲、针刺、艾灸、穴位压力计等多种方法做比较，由此观察研究经络感传现象，并绘制线路图。1978～1980 年，福建中医研究所进一步探讨了循经感传的规律及其与针刺镇痛作用的关系。1976～1980 年，中国医学科学院生物物理研究所等单位通过对 200 人 20000 穴次的测试结果表明，健康人组和疾病组存在体表经穴的发光强度对称性不同。1987 年，湖南中医学院严洁等用肌电测试技术，为经络循行路线提供监测指标。1989 年，辽宁中医学院王品山等用声信息检测经络传导路线上声波反射。90 年代后期，湖南中医学院严洁等对足阳明胃经和胃的活动状态进行了研究，证实经络与内脏相关。2000 年之后研究层次和水平更进一步得到提高。

中医脾胃的现代研究多是从"脾气虚证"着手展开的，其研究内容主要有脾胃与消化系统的关系研究、脾胃与神经 - 体液调节系统的关系研究、脾胃与免疫系统的关系研究。中医肝胆的现代研究主要围绕着四个方面展开,即与消化系统的关系、与血液循环系统的关系、与自主神经系统的关系、与解毒功能的关系。关于肾的现代研究较多,主要包括肾阴肾阳的生理学基础、肾主生殖的生理学基础、肾主骨生髓的研究、肾开窍于耳、肾主黑色等研究。很明显,这种研究最终是为了通过现代实验研究找出与中医脾胃、肝胆、肾生理认识对应的现代医学内容。

(五) 中医气血理论的实验研究

关于气血理论的实验研究,国内主要运用分子生物学、生物物理学、量子力学、辐射场理论等多学科知识和技术,探讨气血实质,加深了认识。如有人从生物能学、生物物理学对气的物质性进行研究,主要说明气是作为物质存在的,并且有不同存在形式。此外,还在各脏之气的功能、气和血的关系、气与免疫系统的关系等方面进行了研究,当然,这类研究通常都是结合具体方药开展的。

(六) 中医整体论的实验研究

近些年来,以中医理论为指导,以现代科技为手段,与现代生物医学的认识进行比较,开展了中医整体论的中西医结合研究。此类研究主要体现在三方面:①脏腑相关研究。有人从中医对脏腑相关理论的表述着手,如根据肺与大肠相表里,通过临床观察肠道疾病患者是否伴见呼吸道疾病展开研究,有人甚至通过结扎直肠,观察肺的生理生化变化。这种研究中显然把中西医概念混同了。另外,有人从现代生理学脏腑相关的理论认识中去印证中医的说法,并肯定中医脏腑相关认识的合理性、科学性。②内脏开窍的研究。这种研究或者把中医的脏和西医的器官等同起来研究，或者从证入手研究。如临床一些对耳有损伤的药物有时对肾有损害，反之，对肾有损害的药物有时也会损及耳。此外，补肾药可以治疗某些耳的疾病。③体表经穴－脏腑相关研究。包括经穴对脏腑功能的影响和内脏活动在经穴上的反应。

（七）中医体质的实验研究

关于体质，研究较多的是寒体、热体和燥体、湿体。以寒体、热体的研究为例进行说明。为了阐明体质因素的病理意义，为中医辨质论治及改善国人膳食结构提供理论依据，有人设计了如下研究：寻找人群及动物中自然存在的寒体者与热体者，同时用普通食物复制动物模型，然后用四氯化碳、内毒素、高低温等不同的致病刺激作用于寒体和热体，从生理功能、物质代谢、形态结构、免疫功能、细胞遗传学几方面观察其病理反应的异同。寒体、热体大鼠的筛选方法：计算群体的平均掌温，以高于平均掌温1℃为热体，低于平均掌温1℃为寒体。

二、中医证候实质的实验研究

中医诊治客观化、标准化和规范化，一直是很多中西医结合研究者期待解决的问题，为了实现这一目的，对证实质的研究就很有必要。这方面的研究内容相当丰富，有阴虚证、阳虚证、气虚证、血虚证、气滞证、血瘀证，还有结合五脏确立的证候，如心气虚证、肾阳虚证等。60年代初期，朱良春、姜春华等提出要深入研究病证关系。1963年邝安堃教授研制成第一个阳虚动物模型。接着，邝教授开始了阴阳学说及肾虚证的实验研究。60 年代，沈自尹对肾虚证进行了研究。70 年代中期，北京师范大学生物系张启元等利用大黄、利舍平等造成脾虚模型。1978～1980 年，北京中医研究所等单位从消化系统的分泌、吸收和运动机能以及自主神经功能活动和免疫机能等方面对脾虚证进行了研究。1981 年，上海华山医院通过实验研究提出，肾阳虚与下丘脑功能紊乱相关。80 年代初，北京中医学院东直门医院廖家桢等对心气虚的实质进行了研究。1979～1983 年，上海内分泌研究所对肾虚的本质做了进一步探究，观察到雌二醇、睾酮及二者比值与肾虚有关。1980～1998 年，湖南医科大学湘雅医院金益强等对中医肝病证候的病理生理学进行研究。90 年代，他们又对心气虚证及党参、黄芪治疗心气虚的作用机制进行了研究。90 年代初，中国中医研究院基础理论研究所李凤文等对肝郁证实质进行了实验研究。北京医科大学中西医结合研究所等对虚寒证、虚热证的实质进行了研究。中国中医研究院基础理论研究所按照中医理论，用多因素复合方法，复制出驴和大鼠脾虚模型，并认为"脾主肌肉包括骨骼肌、胃肠平滑肌、心血管平滑肌及血小板肌球蛋白结构及肌力收缩的组织"。北京中医医院危北海等从临床和实验研究方面对脾虚证的实质进行了探究。90 年代中后期，北京中医药大学杨维益等根据饮食、劳倦是脾虚的主因，制成大鼠脾虚模型，通过实验对脾虚的实质进行了进一步探讨。90 年代后期，湖北中医学院张六通等对湿证的实质进行了实验研究。这一类研究大多从临床出发，从异病同治入手，在肯定疗效的基础上展开实验研究。除此之外，也有直接从证出发或从某病某证入手展开研究。下面以肾虚证的研究为例说明此类研究的一般思路。

1959年，上海第一医学院临床中医研究小组发现，功能性子宫出血、支气管哮喘、红斑狼疮、妊娠毒血症、冠状动脉粥样硬化症、神经衰弱六种疾病，当发展至肾虚阶段时，都可以用补肾调整阴阳的方法提高疗效。

他们首先对45例有肾虚表现的哮喘患者，在哮喘缓解期采用补肾治疗，经3年随访（1957～1960），哮喘显著好转的有38例，占84.4%。对其中19例有肾虚表现的哮喘患者，采用一般西药平喘治疗进行对照，经3年随访，显效率为26.3%。随后又对41例病人进行观察，结果也一样。接着，对无排卵型功能性子宫出血用性激素治疗失败的100例病人，以补肾调整阴阳治疗进行临床观察，结果证明补肾治疗能明显提高疗效。之后，又对其他病，如红斑狼疮、妊娠毒血症、冠状动脉粥样硬化症、神经衰弱，进行补肾治疗，并进行疗效观察，结果都显示补肾治疗有效。

这是第一步工作，他们想通过临床研究证实补肾有效。既然有效，那么一定存在有效的物质基础。

1960年，他们对肾虚病人进行有关神经及体液方面的十几项测定，结果发现所选病种（指当时观察的病种），只要符合肾阳虚的表现，其24小时尿17-羟皮质类固醇含量普遍低于正常值，据此得出结论：肾阳虚证与尿17-羟皮质类固醇降低具有相关性。这一研究初步找到了肾阳虚证的可能物质基础，这个病理基础也就可能是补肾阳治疗有效的物质基础。

上述研究是试图通过异病求同来说明了肾阳虚与某物质有

关，中医对肾虚分为肾阴虚和肾阳虚，那么肾阴虚会不会与这种物质也有关系？

1961 年，他们对 88 例肾虚阴阳失调的病人（笔者注：肾阴虚病人或肾阳虚病人），运用补肾方法分别进行治疗，测定其治疗前后尿 17－羟皮质类固醇含量的变化，并进行比较分析，结果显示：当 7 例肾阳虚重症病人由于温阳太过转为肾阴虚重症状态时，尿中 17－羟皮质类固醇由低值升至正常最高值或以上。这时如果改用滋阴或清热药治疗，尿 17－羟皮质类固醇则降至正常，恢复或降到最低值。另外，有些肾阴虚的病人由于清热太过，转为肾阳虚重症，尿 17－羟皮质类固醇即降到正常最低值以下。据此，他们得出结论：肾阴肾阳之间的互根互用也是有其物质基础的。

研究证实，肾阴虚和肾阳虚与尿 17－羟皮质类固醇变化具有相关性，为什么会这样？接下来的任务就是揭示出这一指标变化产生的客观机制。

我们知道，尿 17－羟皮质类固醇是肾上腺皮质的代谢产物，肾上腺皮质受脑下垂体的控制。为了阐明肾阳虚患者尿 17－羟皮质类固醇值低下的原因，他们采用促肾上腺皮质激素二日静脉滴注试验（以下简称 ACTH 试验法）。1962～1964 年间，他们各对 10 位正常人进行 ACTH 试验，结果显示，滴注 ACTH 的第 1 天与第 2 天，尿 17－羟皮质类固醇值升高 3～5 倍。在 1961 年对 31 位肾阳虚病人的试验观察显示，有 17 例表现在第 1 天的反应低下，在第 2 天始达正常高峰。1965 年，对 23 例肾阳虚病人做了同样的实验，得到了一样的结果。据此可以判定，肾上腺皮质激素与肾阳虚有关。肾上腺皮质并无器质损伤，反应时间延迟，可能是继发于垂体功能低下或肝中17-羟皮质类固醇代谢迟钝。这到底是何种原因？

同年，他们又以10例正常人做对照，对16例肾阳虚病人进行ACTH试验和Su-4885试验，测定17-羟皮质类固醇、17-酮皮质类固醇及皮质类固醇总量等指标，以观察肾上腺皮质激素在合成过程中的变化。接着又对6例正常人和7例肾阳虚病人做了血半衰期氢化可的松测定，以观察肾上腺皮质分解代谢的动态变化。结果显示：肾阳虚病人和正常人并不存在差异。这说明肾上腺皮质和肝内17-羟皮质类固醇的代谢正常。这样，通过排除法就可以证明：肾阳虚病人ACTH试验反应时间延迟，可能是继发于垂体-肾上腺皮质兴奋性低下。1961年，沈氏对17例肾阳虚延迟反应病人给与补肾治疗观察，15例ACTH反应恢复正常。

通过实验，沈氏证实了肾阳虚与ACTH反应低下的关系，可能与垂体-肾上腺皮质兴奋性低下有关。沈氏试图从临床治疗角度进行检验。如果根据ACTH反应低下的测定，就判定病人属于肾阳虚证，给以补肾治疗，应该有效。值得注意的是，对于临床有些病不表现出肾虚的症状和体征，如果出现ACTH反应低下，也应该诊断为肾虚，这就是沈氏提出的著名的"隐匿性肾虚"。

1964~1966年间，他们对每年10月份前后哮喘发作病程在5年以上的115例患者进行预防性补肾治疗1~2月，结果可预防或减轻哮喘发作，有效率在80%以上。之后又对7例早期阿狄森病符合ACTH反应低下者采取补肾阳方法治疗，结果患者临床症状好转，ACTH试验基本恢复正常。严重顽固性

哮喘由于长期应用肾上腺皮质激素，导致垂体－肾上腺皮质兴
奋性低下。沈氏选取 18 例使用 3 年以上激素的哮喘患者，采
用补肾阳法配合撤减激素治疗，成功率在 50% 左右。并且发
现，其中 5 例撤去激素后，ACTH 反应转为正常。

　　沈氏通过临床疗效证实了自己的结论是正确的，于是，他
接着研究下丘脑－垂体－肾上腺皮质系统与肾阳虚的关系。

　　他选择的测定试验是 ACTH 试验、Su－4885 试验以及血
17－羟皮质类固醇昼夜节律测定。他首先对 30 例正常人进行
测定，然后对 16 例肾阳虚病人进行测定，并进行对比，结果
显示，肾阳虚病人血 17－羟皮质类固醇昼夜节律约有 58% 出
现异常。而这一指标异常恰好能反映下丘脑或更上一级中枢的
病变，于是可以做出这样的推测：肾阳虚可能与下丘脑－垂
体－肾上腺皮质系统的功能紊乱有关系。他对肾阴虚的病人也
做了上面三项测定，结果大部分都正常。据此，沈氏得出结
论：下丘脑－垂体－肾上腺皮质系统的功能紊乱是肾阳虚的一
个重要病理阶段，为肾阳虚所特有。

三、中药性味归经理论的实验研究

　　对中药性味归经的研究通常都是为了证实其作用并找到相
应的客观物质基础。关于味，曾经出现过气味和味觉的争议，
但是多数人还是认为它与味觉相关，因此，许多学者展开了中
药五味与味觉的关系研究。对药性的研究重点在基本生理、药
理作用和物质基础两方面。如早在 60 年代候灿就研究了寒性、
热性的生理、药理作用，指出中药的寒性与退热、抗生、抑制
的作用有关，中药的热性多与兴奋作用或含有挥发油有关。

对于归经的研究，基本上是在承认归经现象的基础上，探讨其理论实质，目前研究的内容主要是归经的物质基础和现代科学认识。下面这个实验的目的是要说明性味与归经的关系以及它们组合在一起的药理机制，为中医按性味归经进行药效学分类、按性味归经选药提供科学根据，为研究其他药物性味归经提供一条新思路。实验的题目是"辛温、归脾胃经中药药性理论实验"，是这样设计的：首先把药物分为四组：辛温、归脾胃经药；非辛温、归脾胃经药；辛温、不归脾胃经药；非辛温、不归脾胃经药。然后用现代药理学手段探讨上述四组药的抗溃疡、止泻、利胆、镇痛抗炎、抗凝和抗血栓形成的药理作用。

四、中医针灸治病原理的实验研究

由于新中国成立初期物质技术条件的落后，加之其他原因的影响，这一时期在中西医结合基础实验研究方面的成果并不多。其中具有代表性的是针刺作用机制研究。针灸的临床治疗效果为当时医界人士肯定，但是，对针灸治病有效机制的中医说法许多人并不接受。因此，一些研究者借助实验研究方法，试图对针刺作用机制的科学内涵进行揭示，一方面为某些热爱中医的人士谈论中医的科学性提供证据，另一方面为人们看待和理解针刺治病取效的事实经验提供科学视角。1955 年王复周、金嘉步等人发表了电针刺激对周围血液成分影响的研究报告，用 2 根毫针分别刺入家兔左后肢及右前肢神经旁，通入 0.2 毫安、1.0 伏特的交流电，以观察电针刺激对外周血液成分的影响，研究结果显示：电针刺激作用 50 分钟引起白细胞数目的急剧增多，一般在电针刺激后 3 小时达到最高值，并且在白细胞增多前有一过性减少。根据血象检查，白细胞增多主要是嗜中性粒细胞增多。电针刺激对网织红细胞数目无显著影响，对血糖含量无影响。同年，西安卫生学校也报道了电针刺激可以增加白细胞的噬菌作用，尤其是中性多核细胞的噬菌作用。1958 年，他们进一步观察电针、针刺对抗体形成的影响，研究显示，电针刺激和针刺能够通过神经系统使抗体显著增高。

1958 年后，此类研究基本上都是从生理生化的角度对针灸作用机制进行研究。70 年代以后，我国已经开展了针刺原理的研究。70 年代后期，针刺镇痛的机制已逐渐被阐明。中国科学院生理研究所、药物研究所等单位合作研究，结果显示：针刺兴奋多种感受器产生针刺信号，然后通过外周神经传入脊髓，并沿前外侧索进入中枢神经系统的较高级部位，在中枢神经系统的多个水平上抑制痛觉信号。北京医学院、陕西中医研究所等单位合作，研究结果显示，神经介质的活动在针刺镇痛作用中是必不可少的重要因素，并发现了几种神经介质。中国医学科学院等单位合作研究显示，针刺镇痛过程除了神经系统参与作用外，体液因素也起重要作用。

80 年代初期，北京医科大学韩济生等研究发现，中枢阿片样物质是针刺镇痛的重要物质基础。80 年代中期，中国科学院上海脑病研究所赵志奇等研究了针刺镇痛的脊髓机制。80 年代后期，上海医科大学针刺原理研究所何莲芳等人的研究显示，人脑尾核具有镇痛作用。中日友好医院娄艾琳等对电针足三里抑制胃气上逆的作用机制进行了研究，指出其作用部位是延髓下段的连合核和脑桥上部的结合臂旁核。

90年代初，中国中医研究院刘乡等人的研究显示，大脑皮层体感运动区主要经椎体外系对中缝大核进行调控，增强针刺镇痛作用。还可以经锥体系在脊髓水平直接抑制伤害性信息引起镇痛作用。中国中医研究院针灸研究所研究了内关穴与心脏的相关性，指出杏仁核与胸髓2~4背角是内关心脏相关重要中枢环节的组成部分。90年代中期，中国中医研究院针灸研究所对针刺治疗失血性、创伤性、中毒性休克的疗效及作用机制进行了研究。陕西中医学院研究了针刺对免疫调节网络的影响。上海针灸经络研究所开展了艾灸对细胞免疫调节作用的研究。近年来，此方面的研究已经达到了基因、蛋白组学水平。

五、实验动物模型制备的研究

在动物实验研究的过程中，常常需要面临制备动物模型的问题。能否造出正确的动物模型，往往会影响到实验的成败。因此，动物模型的制备对实验而言具有重要意义。根据所收集的资料，在中西医结合研究过程中常见的证候模型制备形式有以下三种：

（一）根据病来制备动物证候模型

这一类动物模型的制备通常是，依据现代医学所认识的病因、病理来造证候模型，把证候和病因、病理统一起来，因此，它实际上是疾病模型。如谷氨酸钠法损伤下丘脑，肾上腺切除法改变肾上腺皮质功能，甲状腺切除改变甲状腺功能，肾切除导致肾功能受损，卵巢或睾丸切除法制备肾虚证模型，心肌缺血法制备心虚证模型，大肠杆菌注射法制备温病模型，肺炎球菌接种法制备温病模型，兔瘟病毒注射法制备温病模型，牛血清白蛋白注射法制备系膜增生性肾炎温病模型、类风湿关节炎痹证模型等。

（二）根据证来制备动物证候模型

这一类动物模型是根据症状、体征所确立的证候来制备的，它不需要依附于病因和病理，因此，它是纯粹的中医证候模型。如用惊恐、饥饿法制备肾虚证模型，利舍平加耗气破气法、限制饮食摄入、减少营养物质吸收、促进腹泻制备脾虚证模型，艾叶注射法、埋针法、四氯化碳法、激怒法、束缚法制备肝郁证模型，睡眠剥夺法制备心气虚模型，高脂性免疫损伤加慢性放血法制备心虚证模型，慢性失血法、吗啡法、低压缺氧法、过劳法制备气虚证模型，湿热加饮食失节制备温病模型，风寒湿损伤法制备痹证模型等。

（三）病和证结合制备动物模型

这一类动物模型的制备通常要结合疾病的症状、体征和病因、病理进行考虑，一般情况下，病证结合模型是在疾病模型的基础上兼顾证的体现，因此，它是疾病模型和证候模型的叠加。如皮质激素法制备肾阳虚 S180 肉瘤模型，肾血管狭窄法制备肾阴虚高血压模型，甲基硫氧嘧啶法制备肾虚型慢性萎缩性胃炎模型，慢性激怒法制备肝郁型胃溃疡模型，同种小鼠特异性脂蛋白免疫损伤法制备肝郁血虚型慢性活动性肝炎模型，溶血性贫血法、失血性贫血法、再生障碍性贫血法制备血虚证模型，肝硬变法、肠粘连法、实体淋巴肉瘤法制备血瘀证模型，支气管炎法、高脂血症法制备痰证模型，感染性休克法制备厥脱证模型等。

病证结合造模的途径表现在如下几方面：①疾病模型等同于证候模型，如甲状腺机能亢进与阴虚证等同，慢性溃疡性结肠炎与脾虚证等同。②同一疾病模型基础上可以表现不同证候模型，如二肾一夹法形成的高血压模型属肾阴虚证，肾上腺再生法形成的高血压模型属肾阳虚型。③疾病模型转变为证候模型，如感染性休克模型转变为热厥证模型。④证候模型转变成疾病模型，如体虚、痰湿、瘀血等可导致多种疾病产生。⑤病证模型一起形成，如建立脾虚模型基础上对动物接种肿瘤细胞形成脾虚型肿瘤模型。

第四节　中西比照文献研究呈现了两种医学的统一

中西医结合理论文献研究，实际上是指把西医的医学理论或研究成果与中医的理论进行比较对照，不需要采用实验方法，而是借助于文献学的方法进行。这种理论研究和汇通时期的做法一样，都是试图将中西医理论进行比较分析，从而使两者互相印证、互补融合，并且产生出新认识。其研究的目的不外乎是想要找出中西医之间的共同点，当然，这种求同研究的同时自然也显露出了两者之间的差异。现举几例说明如下：

一、《伤寒论》的现代医学诠释

1950 年《新华医药》连载了金寿山著的《伤寒实用节要》，此书是当时国医训练所的讲义。书中对《伤寒论》的内容做出了现代医学版的阐释。如太阳病第一条说"太阳之为病，脉浮，头项强痛而恶寒"，书中对此条文注释为"此言太阳病之病理，为病毒入血行进而刺激神经中枢，神经起反应之现象。头项为神经中枢之部位，其反应特别显著，故充血而强痛。恶寒为发热之第一步，热虽因体质之差别而有迟早，然终必发热；恶寒发热，体温及血液抗病之现象也；体温及血液，既因抗病而旺盛，脉管自必扩大，故脉浮取之即见。"这样的注释中掺杂了"病毒""神经中枢""充血"等西医名词，并且试图用西医理论来解释太阳病的症状产生机理。又如其对桂枝加葛根汤一方中葛根的注释，"表证未罢者，用葛根其热犹得从表而解，葛根含多量之淀粉，有其缓和包摄作用，抑制肠蠕动之亢盛，摄取肠中蓄积之水分而由表排泄之。"这里试图用西医的药理知识解释葛根的作用。

1952 年陈育鸣对《伤寒论》的整理和注释，也是应用现代医学的理论去作阐述，现摘录其对桃核承气汤的注解文字以说明问题。《伤寒论》原文说："太阳病不解，热结膀胱，其人如狂，血自下，下者愈。其外不解者，尚未可攻，当先解其外。外解已，但少腹急结者，乃可攻之，宜桃核承气汤。"陈氏对这段经文的注解是：

症解——热病引发重度膀胱炎，而下腹充血者

热结膀胱——太阳入府之泌尿器炎

其人如狂——下腹充血，血温过高，反射性之精神错乱

血自下者愈——血温过高而充血，血管破裂，出血后，血压下降而热退

外不解者，尚未可攻——表证不解，用攻下法，则内部炎症更加剧烈

少腹急结——重度膀胱炎而下腹充血

治法——消炎利尿，减低充血

主方——桃核承气汤

组成——桃仁、大黄、甘草、桂枝、芒硝

效用——消炎利尿，抑制亢盛，减低充血，调整循环

药物配合

桃仁——解瘀，消肿胀，偏器质

桂枝——振奋，促血行，偏官能

黄、硝组合——消炎消肿，通便利尿，助桃、桂排除瘀血

大黄——蠕动管壁，偏官能

芒硝——缩水稀便，偏器质

甘草——滋补缓迫

主治重度膀胱炎而下腹充血者（太阳病不解，热结膀胱，外解，但已少腹急结者）。

由上可见，陈氏着力把桃核承气汤证解释为急性膀胱炎的下腹充血，对各药的功效也是按照现代医药学的理论来进行解释。

著名中医学家任应秋先生对《伤寒论》的理论研究，也是结合西医学知识来进行阐释。如他对少阳病小柴胡汤证的注释为："这是体力和疾病斗争，两不相下，互有胜负的时期。

这时已引起淋巴系统和消化系统的亢进，尤其是胸膜腔里的脏器都有亢奋现象，因而才有胸胁满、心烦喜呕、咳、痞、渴等症候，古人以为这些症候比太阳病深了一层，也即是疾病的趋势向前推进了一些。由表浅达里，脱表未得入里，因而把它属于半表半里，叫它少阳病，以小柴胡汤为这一时期主方。"这里，任应秋先生对小柴胡证的解释中也加入了不少西医的名词。

二、中医理论的现代医学解译

中医的临床疗效有目共睹，但是，中医理论一直不被人认为是科学的，原因是它不如西医说得明确具体，缺乏客观事实依据。于是，一些人就试图结合现代西医学把中医理论翻译为现代版理论。当然相同的行为背后不一定抱有相同的目的。有些人这样做完全是为了用现代医学理论替代传统中医理论，他认为传统中医理论不科学；而另外有一些人则是为了通过这种方式印证中西医理论其实在言说内容上是一致的，只是表述形式不同，由此证明，中医理论应该是科学的。

1951年山东烟台工人医院的陈育鸣发表文章，从中医的概念、理论方面论述了中西医之间的内在联系，提出中医的五脏疾病机制与西医的神经病理和内分泌病理一致。

如他说："心经病——即脑神经不安，以至因此而引起的神经性心悸等为主症（脑神经不安称为心惊）。所以心经病药，多是镇静安神等药，如朱砂、琥珀、酸枣仁、茯苓等。肝经病——即脑脊髓神经不舒或亢奋，以至因此而引起的消化不良、循环障碍、感官障碍等为主症（神经不舒、循环障碍等称为肝旺），所以肝经病药多是舒神促进循环等药，如柴胡、香附、川芎、吴茱萸等。肾经病——即下部自律神经失调而引发之病变（生殖、泌尿器官病），以内分泌（生殖腺、脑垂体、松果腺等）障碍而引起之体质亏损、机能下降、生殖不能等为主症（体质不足、生殖障碍、脑神经衰弱等称为肾亏），所以肾经病药，多是健脑、调整神经、利尿与整顿内分泌，滋补，限制体质消耗等药，如地黄、车前、枸杞、巴戟等。肺经病——即上部自律神经失调而引发之病变（呼吸、心脏等器官病），以内分泌（肾上腺、胰腺等）障碍而引起之活力下降、血压下降等为主症（活力下降、血压下降、呼吸困难等称为肺虚），所以肺经病药多是强壮调整神经、助呼吸、镇咳排痰与调整内分泌、制止活力下降等药，如人参、麻黄、玉竹、胡桃等。脾经病——即中部自律神经失调而引起之病变（消化营养器官病），以消化不良、营养不良等为主症（消化不良、营养不良等称为脾衰），所以脾经病多是健胃与调整营养等药，如白术、砂仁、圆肉、大枣等。"

1952 年邢锡波发表文章，结合现代医学知识，对紫雪散的主治证和方药进行了阐释，给人增添了几分新鲜感。

他说：紫雪散"主治伤寒及温热的毒素侵袭脑脊髓神经，身发高烧，烦渴不解，神昏谵语，身发红斑，口舌糜烂，牙关紧闭，瘴毒，便燥，及小儿发痉等症。"

他对本方的方义是这样阐释的："此方为伤寒或温热病之病原菌在体内排泄毒素，循血液而侵入神经，意识受轻度之障碍，而神识浑浊，进而发谵语，陷昏睡，若扰及颜面神经，使咀嚼肌痉挛，而现牙关紧闭。推其原因，皆由毒素繁殖过盛，产温中枢失于调节，致使体温过高，体内自然之抗病能力衰退所致。"他在按语中说道："本方以退高热、保持正常体温为主，以体温太高，不但灼烧体内之水分和血液，而体内固有之抵抗力，亦被劫夺，石膏、滑石、寒水石、犀角、羚羊具有放散体温，减退高热之能力。辰砂、升麻因含汞和有机盐，有机盐有毒性，能杀菌，所以和辰砂同用有杀菌排毒之功，滑石、二硝通利二便，可使因燃烧时血液内之废物和毒素，使由二便排除。羚羊、犀角，清神经，解谵语；磁石、元参、甘草养阴补血，以增加体内自然抗病之能力；丁香、沉香、木香兴奋组织而促其抗病之力量；麝香能兴奋中枢神经，鼓舞组织，强心增力，使周身细胞尽皆活跃而与病菌斗争。故可以一鼓而克之。"

上文对紫雪散的功用主治和方解的认识，从方的整体到方中各药，几乎都是用西医的名词来解释的。这种解释中药方的方法在前面提到陈育鸣注释《伤寒论》的桃核承气汤条文时已经见过。

接着我们再看看1953年盛国荣对茵陈蒿汤的现代版方解。这个方解完全是根据对中医中药进行现代实验研究所获得的成果进行解释的。他首先对每一味药物的成分、药理和效能进行论述。如对大黄的论述为：

大黄成分：大黄苷、驱虫豆酸、大黄荼酸等。

药理：（1）用大量则作用于大肠引起下利；

（2）在胃中能助胃液之不足以促进消化；

（3）大黄兼有收敛作用；

（4）大黄的药理作用与用量有关；

效能：（1）泻下消炎健胃作用；

（2）对金黄色葡萄球菌有抗生作用。

对每一味药按照这种方法解释后，盛氏将全方总结为："用茵陈亢进胆汁的分泌而兼利尿，故为主药。用栀子消炎解热，大黄泻下，组织中的胆色素亦随之而解除。"此外，盛氏还对其他中药方如桃花汤、白头翁汤的作用原理做了阐述。

不仅在经典理论和方药上，一些人试图用西医知识进行阐释翻译，在临床内科理论上，也有人试图通过西医进行明晰的解读。

1953年任应秋先生撰写的《中医治疗新评价》一书中，每篇都讲述一个具体的疾病（西医病名），根据西医做出确切诊断，然后列出中医治法、有效方，方后给予解释。这种解释既不是中医的，也不是西医的，而是结合中西医理论做出的解说。如在该书支气管哮喘一节中，对小青龙的解释是这样的："心下有水气，是胸腔内管漏出多量浆液性含蛋白质的渗出物，甚或停留胸腔，窜入气管枝，以致气管枝等感受刺激，致迷走神经传入延髓中的咳嗽中枢，由运动神经中枢传至末梢，使呼吸肌及喉头肌起反射的作用，便构成了哮喘的各种症状。如小便不利，少腹满，这是尿毒性哮喘，由于肾脏泌尿机能障碍的缘故。"

又如在慢性胃炎一节中，对黄连汤治疗"胸中有热，胃中有邪气，腹中痛，欲呕吐"的解释为："胸中有热，即食道中有炎症；胃中有邪气，就是胃炎病灶的所在；腹中痛，因炎症刺激了感觉神经的缘故；炎症的渗出物冲动胃部及横膈肌的运动纤维，起着反射的痉挛，因而便欲呕吐。"

任应秋先生所采用的中西医结合模式和前面提到的西医诊断、中医治疗是一样的，也就是将诊断和治疗分家。同样的做法，下面这个例子就更能说明这一点。

1954 年欧阳锜著的《内科辨证学》采用西医诊断疾病，每一病名下列出中医的证，证后列出有效方药。对每一类证的机理都要结合现代医学知识进行解释。如在虚性呕吐一节中，他陈述道："凡呕吐虚证，多属胃神经衰弱，胃肌弛缓，消化障碍所致……均宜温补健胃之剂，如人参、白术、砂仁、木香、广皮、干姜、附子之类，均可选用；然亦有水液虚耗而呕吐者，必见烦渴之症，治宜清润，如麦冬、石膏、竹叶、人参、半夏之药。"在热性呕吐一节，他说："凡热性呕吐，由于各组织器官机能亢进，诱起胃黏膜充血而使然，常见发热心烦口渴，面目赤，手足热，口臭黏，或初起吐酸。宜清炎安胃之剂，加黄芩、黄连、石膏、山栀、大黄之药。"

三、中医方剂理论的现代医学诠释

1955 年干祖望发表"阳和汤之研究"一文，反映出中西医结合方剂学研究的成果，文中对阳和汤之来历、组成、适应证、方解皆完全采用中医观点，保持了中医理论的完整性。在适应证中以中医"阴证疮疡"与现代医学的疾病相对应。他指出，结合现代医学的病名病候来说，不外乎以下几种：①慢性颈淋巴腺炎，包括淋巴结核（瘰疬、失荣）；②慢性腹股沟淋巴腺炎（横痃）；③慢性化脓性骨髓炎；④慢性化脓性骨膜炎（贴骨疽、附骨疽、流注）。"并强调指出，阳和汤适用于上述疾病的关键是掌握一个阴证的"阴"字。对该方的治疗机理，干祖望结合现代医学及中药药理研究成果进行阐发。他说："鹿角能增强人体各种机能，增进心肌功能，消除心肌疲乏和衰弱，纠正衰弱，促进体力的恢复，而对病毒抵抗力增加。麻黄除发汗外，能使心脏搏动加快，血液被迫而转输于外，致分布于皮下的毛细血管扩张，再加上干姜引起血管运动中枢或交感神经的反射性兴奋来加强毛细血管的扩张，这样则使瘀滞于正常的组织间的毒素，能有疏导的机会而排泄。白芥子能吸收组织中不正常的渗出物，正符合了古人所谓去皮里膜外之痰，故有高度的退肿作用。肉桂能解除由寒冷刺激所引起的循环障碍，所以对寒伏皮毛、郁遏经络的阴疽有其独到之处。甘草虽无突出的作用，但其缓解组织的功能，不可抹煞。至于麻、桂和熟地黄的拮抗作用，缘乏参考，不敢臆测妄谈，有盼中医界科技界的先进进一步阐明。"

这种做法在 1956 年干祖望先生所著的《中医耳鼻咽喉科学》中又体现出新的特色。该书以现代医学确立的耳鼻咽喉病名分列各篇。对各病的病因、症状主要采用西医理论阐述，附带一些零散的中医论述，且它们是独立进行表述的。治疗则完全采用中医方法，不涉及西医。所列中药方的适应证也是西医病名。

类似于干祖望的这种做法还体现在对经方的研究方面。1955 年陆闻鸿撰文对《伤寒论》中的八个姜附方剂进行了研究。他结合当时医学的研究成果指出：《伤寒论》中"亡津液即是脱水，邪陷少阴或厥阴的大部分证候颇似急性血管机能不全和心脏及血管机能不全，而所谓亡阴当是虚脱"，治疗方面，"根据张仲景的经验，甘草有强心作用"，"干姜除健胃镇痛外，又有类似肾上腺素的强心及收缩血管、增高血压的作用"，"附子能兴奋迷走神经，抑制心脏的活动，对衰弱的心脏说来，诚然是害药，但与比附子用量高而近似肾上腺素作用的甘草、干姜配伍时，那所获的结果就会完全两样了。"

四、中西医结合理论创新研究

在中西医结合研究过程中曾经出现了很多新概念、新理论，医界人士把它视为中西医结合理论研究的创新。现列举几例进行说明。

（一）生理性肾虚

由沈自尹等首先提出。沈氏在对肾本质进行研究过程中发现，老年人衰老过程中经常会出现肾虚的症状，补肾治疗有效，通过实验研究进一步证实这是一个自然衰退现象。因此他把这些衰老现象称为生理性肾虚。

（二）隐潜性证

由沈自尹首先提出。沈氏在研究中发现，临床上宏观辨证无肾阳虚证表现，但是根据肾阳虚证的内分泌系统、免疫系统等变化相关特点，从实验室检测的微观发现和指标进行辨证，同时按照以药测证法得到证实，于是提出"隐性肾阳虚证"的新概念。结合这些年来在证实质方面的研究成果以及类似情况的出现，他提出了"隐潜性证"的概念。

（三）急性虚证

由王今达首先提出。王氏在危重病人及急性衰竭病人的临床救治和研究过程中发现，这类病人通常表现为中医的虚证，为了有别于传统中医理论"久病多虚"的认识，他把急性营养衰竭和急性免疫功能低下等概括为"急性虚证"。

（四）急瘀证

由张绍英首先提出。张氏在对潜水病的研究和治疗过程中发现，这类病人多表现为口唇青紫，面黑浮肿，舌黯有瘀点，脉细涩等，属于中医血瘀证，因为该证候的产生是在短时间内出现的，为有别于中医"久病入络""久病多瘀"的说法，所以将它称为急瘀证。

（五）高原血瘀证

由张瑞祥等首先提出。张氏等观察到慢性高原缺氧症主要临床表现为唇绀甲紫，肌肤甲错干裂，头晕失眠，记忆力减退，胸闷气短，疲乏无力，心悸，纳差等，中医辨证为气阴两虚，心脉瘀阻，由于这些临床见症中以血瘀为主，因此他提出了高原血瘀证的概念。

（六）血瘀证临界状态

由赖世隆等首先提出。赖氏认为，中医血瘀证的发生是一个渐进过程，其间存在一个临界状态。当患者处于这种临界状态时，临床上虽不具有典型的血瘀证的宏观改变，但血液流变性已受影响，表现为一定程度的高黏、高聚、高凝状态，临床将它诊断为血瘀证临界状态。

（七）小儿感染后脾虚综合征

由孟仲法等首先提出。孟氏在长期的儿科中西医结合临床研究过程中发现，某些小儿在获得一次或多次感染后，产生一组持续较长时期的脾虚证表现，包括宏观证候和微观病理指标，据此孟氏将这样一组综合征命名为小儿感染后脾虚综合征。

（八）微观辨证

由沈自尹等首先提出。沈氏认为，中医辨证偏于宏观，不够精确细致。结合这些年对证的研究实践，他认为，如果在临床辨证素材中能够引入现代科学特别是现代医学的先进技术，发挥它们长于在较深层次上微观地认识机体的结构、代谢和功能特点，可以探寻证的微观检测指标，并用它来指导辨证，这样就能弥补传统宏观辨证的不足。他把这种依据微观指标进行的辨证称为微观辨证。

（九）菌毒并治

由王今达等首先提出。王氏等根据现代医学关于感染中毒性休克发病机理的研究，总结了多年来的临床经验，认识到西医抗生素等杀菌抑菌的病原疗法，难以解决其内毒素中毒性损害问题。然而很多清热解毒中药则具有抗毒解毒作用，于是，王氏在运用抗生素等杀菌抑菌疗法同时，应用清热解毒中药抗毒解毒，从而大大提高了疗效，降低了致死率。他把这种联合疗法称为菌毒并治。

除了这些新理论、新概念以外，还有很多。如南开医院吴咸中在中西医结合诊治阑尾炎中提出郁热期阑尾炎、蕴热期阑尾炎、毒热期阑尾炎等概念；中国医学科学院张锡钧教授提出"皮层－内脏－经络"概念；戴豪良提出"应变、应变体"以及"诊病析态的临床诊治原则"等概念。

第五节　对中西医关系的自由
思考照亮了实践的道路

在国家政府的支持下，中西医结合工作轰轰烈烈地开展起来，取得了很多成果。但是，与此同时，很多与中西医结合相关的问题出现了，如什么是中西医结合，中医和西医有什么不同，中医和西医能结合吗，如果能结合，怎么样进行结合，遵循什么样的思路方法，具体途径和形式怎样，怎样开展具体工作，中西医结合要完成的最终任务是什么，传统中医最终的命运会是怎样，针对这些中西医结合的学术问题，很多学者进行了深刻思考，也给出了一些回答。

一、中西医结合内涵的界定

早在 1956 年，毛泽东主席就提出，要把传统中医和现代医学结合起来，产生"辩证唯物主义的一个医"。究竟什么是中西医结合？什么是"辩证唯物主义的一个医"？从那个时候至今，许多人对这一问题做了深刻思考，并提出了自己的见解。综合诸家的观点，其内容主要体现在如下方面：

（一）中西医结合是中西医两种治法联合运用于临床

这是针对中西医结合临床运用形式来说的。在井岗山时期，毛泽东主席就提出"用中西两法治疗"，这成为了医界人士对中西医结合的最初理解。新中国成立后，随着中西医两法在临床的结合运用，许多人实际上不知不觉地接受了这种理解。这种结合运用有的是基于临床治疗经验，有的则依赖中医的现代化研究，实现与西医的理解沟通。1997 年张克非指出，所谓中西医结合，就是通过两种医学的交流相互认识和理解，找出中医学某一（些）病证与西医学某一（些）疾病的对应关系，再将相应的中医方法和西医方法同时或先后实施于人体的同一（疾病）状态，以达到较单纯中医或西医方法更良好或更实际的效果。2003 年凌锡森提出，综合中西医学的理论与实践经验，通过研究与实践的努力，创造中西医学有机结合的理论和方法，是中西医结合的基本内涵。

（二）中西医结合是中西医两种理论互相融合统一，产生一种新医学

这实际上就是毛泽东主席当年提出的"形成辩证唯物主义的一个医"。这是针对中西医结合的目的或任务来讲的。1980年马伯英提出，中西医结合就是经过中医、西医、中西医结合研究者共同努力而形成的一种吸收了中西医各家之长，由统一理论完整解释，比现有的中西医理论更新、更全面、更深刻地认识了人体和疾病规律的医药学。后来，许多学者如张绍彬、陈小野、张万岱、李恩、薛智权、陈仁寿等都给出这样的解释。

（三）中西医结合是一个不断发展的实践探索过程

这是针对中西医结合的实践过程来讲的。1981 年李恩提出，中西医结合是一个发展过程，它是从中西医两法诊治疾病的初级结合，到理论上的高级结合。1993 年孟庆云将其定义为：中西医工作者相互合作，中西医学术相互配合，以提高临

床疗效为目标的实践过程，谓之中西医结合。中西医结合实践过程是中西医探讨临床优势相加的最佳模式的过程，也是两种研究对象、两种研究方法合二为一的过程。中西医结合仍将是两种学术体系并存，相互取长补短，在实践中不断积累经验的量变过程。1998 年陈士奎指出，"结合"指在承认不同事物之矛盾、差异的前提下，把彼此不同事物统一于一个相互依存的和合体中，并在不同事物的和合过程中吸取各个事物的长处，克服其短处，取长补短，把不同然而相关事物有机地合为一体，并使之达到最佳组合，融会贯通，由此促使新事物的产生，推动事物的不断发展。中西医结合（融合、合并、合一、统一）过程，也就是两种医学矛盾斗争和融合的统一过程。

（四）中西医结合是一种边缘医学

这里实际上把中西医结合理解为一门医学，即中西医结合医学。1990 年李恩提出，中西医结合是中西医互相渗透而产生的边缘医学，这是中西医结合的根本任务。2000 年有学者提出，把中西医结合理解为一种医学，即等同于中西医结合医学。如姚源璋、张边江提出，中西医结合是我国的原创性医学，认为中西医结合医学是用中医学规律和方法研究西医学或用西医学规律和方法研究中医学而产生的不同于中西医学的，有利于人类健康的技术、方法和理论的医学科学，其外延应包括整个中西医结合医学体系。

此外，有学者提出，中西医结合是一种边缘学科研究。这是把中西医结合理解为一种研究形式。如 1995 年韦黎指出，中西医结合是开展跨中医和西医的新兴医学边缘学科的科学研究。

综合学者们对中西医结合的不同理解，可以给中西医结合这样定义：中西医结合是通过把中医和西医的理论认识和治疗方法结合起来研究，以期实现两者的融合统一，产生一种新医学的不断发展的实践过程。

二、中医和西医的差异与统一

关于中医和西医之间的差异和统一问题，其思考的主要角度体现在哲学基础、医学观念和方法、医学理论体系和临床诊治技术三个方面。

（一）从哲学基础角度看中医和西医的差异与统一

1984 年季钟朴指出，中医学哲学思想的主流是古代朴素的唯物论和自发的辩证法思想。西医学是在 18 世纪经验自然科学、机械唯物论、形而上学思想影响下发展起来的。到 20 世纪，自然科学的发展使旧的机械唯物论、形而上学孤立的分析难以对付了，因此中西医必然统一起来。中医和西医的差异在于：

1. 原子论本体与元气论本体

1987 年何裕民指出，西方自然观是"原子论"，中国传统的自然观是"元气论"，两者之间的异同是中西医学术范式差异之主要根源。

2. 有机观与机械论

1990 年方能御提出，以有机观为基础的中医学说，比西方机械论的观点具有明显的优越性。采纳逻辑实证的科学方法，与机械观念结合是传统中医复兴之路。

3. 时空分离与时空合一

1995 年王振华等提出，西医理论的特征是静态的，其对功能活动的解释具有被动性，时空分离决定了西医形态学（如解剖）与功能学（如生理）的分化。时空合一使得中医的形态结构与功能研究未发生分化。

4. 复杂系统与简单系统

1997年马汝舟认为，中医把人体当作"开放的复杂巨系统"来研究，西医则把人体分解为简单系统来研究。中医的方法论应用的是古典的系统思想，它的整体观是笼统的整体观，不是系统科学经过分析部分后再辩证综合为整体的系统整体观，它对微观层次的认识远远不够。2005年朱清时院士说，西医学方法是把事件简化成最基本的单元，把复杂的情况都去掉，而中医的科学性属复杂体系的范畴，不能用简单的西医学方法去界定。

5. 模型与原型

1998年张其成提出，中医采用"模型"的思维方式，即从功能模型、关系虚体出发建构人体生命系统，西医采用"原型"的思维方式，即从解剖原型、物质实体出发建构人体生命系统。

（二）从医学观念和方法角度看中西医的差异与统一

1. 模糊整体与系统整体

1996年施怀生等指出，中医学对整体观念的研究和运用，不去破坏对象的整体性，充分运用取象比类、司外揣内的手段，充满了哲理、推理和思辨色彩。现代医学的整体观念是在运用分析方法的基础上发展起来的，在研究方法上，它把整体视为若干不同层次的子整体，并在承认整体存在的前提下进一步结合分析方法，使研究不断由大整体向小整体再向更小整体逐层深入。在具体分析时增强了确定性和明了性。

2. 宏观与微观

1981 许可提出，中西医学的差异主要在于方法论不同。中医偏重宏观法，但概括性太强，过于笼统，缺乏特异性和定性、定量、定位的客观指标；西医偏重微观法，但是没有全面、动态考察人体，因此缺乏辩证性和整体性。随着人们对人体和疾病本质的认识深入，中医和西医必将在新的认识水平上殊途同归，实现统一。

3. 整体与局部

2003 年吉广庆、高丽霞提出，中国人对生命的认识是整体、综合辐射到微观、局部，强调局部服从整体，认识了整体便理解了部分；西方人则是从微观层面走向宏观综合，强调局部构成整体，理解了局部便把握了整体。不同的哲学传统和思维方式形成了人们不同的思维空间，形成了两种不同的医学体系。

4. 综合与分析

1995 年范希孟指出，中医学由于受朴素唯物主义思想支配，以客观的观点综合逻辑思维的方法，建立和发展基础医学理论。西医学受自然科学、机械唯物论、形而上学思想影响，着重局部细胞组织改变，强调实验科学，从微观着眼，用解剖分析的思维方法，建立和发展医学基础理论。

5. 演绎与归纳

1995 年张挥提出，中医学的思维偏重于归纳推理，而西方医学的思维则偏重于演绎推理。

（三）从医学理论体系角度看中西医的差异与统一

1. 经验医学体系与实验医学体系

1984 白仲林提出，中医是经验医学，没有经过分析，不可能对生理、病理、各个细节做本质性揭示。西医（即现代医学）以解剖分析和实验为基础，对人体的构造、生理病理变化的详细部分了解得相当具体明确。

2. 封闭体系与开放体系

1986 唐民皓指出，中医长期以来因循于一脉相承的传统理论，始终沿着平稳的轨道前进，而西方医学体系的内部一直蕴藏着一种变革的力量。

3. 模糊观念和明确观念

1988 年卢君健指出，中医注重模糊概念，西医注重明确概念。为了避免陷入于局部的微观陷阱而不能自拔，使用中医的模糊概念可以避免西医的形而上学。

4. 非自然科学体系与自然科学体系

2001 年常存库、门九章指出，中西医各自以不同的把握世界的方式去反映同一的客观对象，导致了中西医认识内容和认识形式的种种差别。中西医结合是必然的，只是在逼近客观对象的意义上，中医学会在这一过程中不断改变其非自然科学的形式，逐步创造出合理的反映自然对象的自然科学形式。

（四）从临床诊治模式看中西医的差异与统一

1. 表象经验诊断与事实依据诊断

1990 年聂广指出，中医搜集疾病资料以直观为主，局限在表象经验范围内，依赖病人的主观感受和体验。西医搜集疾病资料，在直观基础上又借助于科学仪器和医学实验，搜集了相当数量的能反映疾病本质的内在资料，为疾病模型的建立提供事实基础。中医由于直观获取表象，难以充分揭示必然性和内在机制，人们只好专注于疾病征象的排列组合，内在机制靠臆想来填充。西方医学加入了实验科学的体系，科学实验带来了病因病理及其规律性的揭示和验证，使疾病的分门别类研究有了内在依据。西医学建立疾病模型，中医学由于对疾病本质认识的欠缺，选择一种经验性的疾病模型，即证模型。在构造模型的过程中，西医引进了受控实验，进一步揭示现象的原因和机制，探索过程的规律和奥秘，并检验它们。

2. 审证分型论治与寻因辨病论治

1991 年，朱广仁分析了中西医临床思维环节的差异，提出中医临床认知思维多系通过直观、直感而获得的表象，西医临床认知思维的内涵，除用直观、直感外，多借助于实验室检验手段，多采用以各种检测客观指标的数据统计和对照。中医在诊断思维中，运用概率估计要少得多。西医在临床诊断的思维中，对于概率估计的应用十分注重。对于类型辨认的推理方式，西医一般多用于较典型的病例。中医临床的病因学，是从病证出发寻找病因，在因果关系上是由果索因。西医临床病因学则把病因视为疾病本质的决定因素。中医主要采用的是"审证求因"的思路，而西医对病原的直接发现则是病因确认的决定性依据，对于病变的表现并不十分重视。中医有关病位诊断思维的特点，是强调整体观，在整体观指导下进行局部定位。西医在诊断中极其强调病变部位。中医的疾病分类根据病人的临床表现和发病原因的探查及所归纳的资料。分类的步骤，一般是把各种病（多为主要症状）分门别类，继则进行辨证分型。西医的疾病分类不同于中医，主要是在应用科学技术和仪器所进行的解剖、检测结果的基础上（具有精确性、具体性特点）予以分类的。中医治疗处方中的思维主体，是根据上述临床环节所获的"证"，进行"辨证论治"。西医临床主要是从"辨病"的角度出发进行治疗，尽管西医"辨病"也要考虑机体的反应，但是更侧重辨"病因"（即致病原）。

3. 调整机体状态与消除疾病病因

1992 年张京安提出，中医治疗是调整患者的机体状况，调动内在抗病能力。西医则注重人体的组织结构，疾病的诊断从结构的改变入手。中医对疾病的诊断是建立在医生与病人主观感觉基础上的、直观的、定性的描述，治疗所依据的是机体状态的偏颇，无须深究原因。西医强调特异性的病因，认为疾病都具有一定的病因和病理变化。中医对疾病的认识偏重于机体状态，它重视协调阴阳和脏腑功能。西医认识疾病偏于对病因的认识，临床注重"对因疗法"，针对性地给予治疗，消除引起变化的原因。

忻志鹏提出，西医重"病"的诊断，中医重"证"的诊断。西医的治疗针对病灶而立，中医治疗根据"证"。中医临床验证只能依据病人接受治疗后的自觉症状和客观症状等经验事实的变化结果来做综合评价，西医临床治疗验证很大程度上依赖实验观察结果。中医临床治疗验证思维具有一定的笼统性、模糊性和不确定性，有必要向客观化发展，而西医临床治疗验证虽显示出了较大的具体性和客观性，但验证过程仍难免带有仪器观察的客观局限性。

在这些对立的哲学认识、医学观念方法、医学理论体系和临床诊治模式上，中医和西医各具特点，这是中西医学的差异所在，要实现两种医学理论和技术的统一，首先应该在方法论和医学观念上将其统一起来。如 2006 年孙泽庭等提出，将有系统论特点的中医和有还原论特点的西医结合起来，可以实现未来医学宏观与微观的统一。其次，在加强中西医理论的沟通和理解基础上，逐步实现其诊断治疗技术的统一。如 1995 年李兵指出，中医的突出优势是从整体出发，但在辨证中过多的"心悟"缺乏严格的"度"的规定性，临床思维明显地体现出模糊性和试探性。现代医学的医技检查在临床中广泛应用，但也给医生带来了过分依赖数值而放弃积极主动的思维活动，所以中西医双方临床思维都应该不断地深化和完善。

三、中西医结合的必然性论析

中医和西医各有长短优劣决定了两者有结合的必要，而中医重宏观、综合，西医重微观、分析，宏观与微观、综合和分析的统一又决定了两者的结合是必然的。此外，中西医的客观对象是同一的，而针对同一对象的真理只能有一个，所以，中西医最终必然合二为一，形成一种统一的新医学。如 1980 年吕维柏提出，就医学科学本身而言，中西医学各有长短，如能用现代科学方法整理研究中医的长处，用科学道理阐明其规律性，再拿它来补充西医之不足，这样对医学科学的发展有利。从整个医学科学的发展趋势来看，一个方向是用分析的方法来认识微观世界，但是也要认识到用综合方法整体看待事物的必要性。中医强调整体观，重点在用综合方法来观察世界，西医则是用分析方法认识微观世界，把两者结合起来，观察事物必然会更加全面。所以从医学科学的发展趋势来看，中西医学的共同语言会愈来愈多，愈来愈结合，最终合为一个统一的医学，这是必然的趋势。侯灿指出，中医必须与现代自然科学（包括现代医学）结合，必须实现现代化，这就是用现代科学（包括现代医学）的知识和方法使之细节化，使之具备更确切、更深刻、更容易被理解和接受的内容。通过中医现代化即细节化和西医从传统分析方法向系统化整体化的复归（又分析又综合），把中西医现有关于人体及其疾病的整体和局部规律加以有机结合和发展，以达到对整体与局部辩证统一规律的认识。1982 年许可提出，医学本身的发展有赖于其他自然学科的交流、补充、融合，中医与西医之间的交流和融合更是势之必然。中西医研究对象的同一，就是新医学统一的客观基础。1992 年常存库指出，根据一元论的真理观，既然中西医具有同一认识对象，如果都达到了对这一对象的完全正确的反映，那么二者就一定会获得同一认识结论。1994 年那天龙提出，殊途同归的中西结合是客观事物发展的必然途径。

四、中西医结合思路方法的哲学思考

多数学者认为，中西医结合研究应该以辩证唯物主义哲学作为一般指导思想，立足于实践，把中医和西医的长处和优点结合起来。1971 鲁卫兵提出，中西医要去粗取精，取长补短，从低级到高级，从量变到质变，创造我国统一的新医学。1974 年广州军区西医学习中医研究班提出，中西医结合应该从实践上展开，从实践中去检验中西医结合产生的新疗效和新理论。

有机地把中西医结合起来，最后产生质的飞跃，创造出一个既高于中医又高于西医的统一的新医学。1984 年季钟朴指出，首先必须实事求是地对中医学和西医学有一个全面客观的基本认识，把中西医学各自的优点和长处结合起来发展新医药学。中西医结合在技术方法上既要采用传统方法，更要采用现代科学（包括现代医学）的方法。1989 年吉广庆指出，真正揭示生命科学的医学形态一定是在科学的思维方式指导下产生的，并不是两种医学体系的简单结合便可产生。

中医和西医的共性结合点是提高临床疗效，研究生命活动规律和阐明生命活动本质，因此要把现代医学的科技手段、思维和方法运用到中医研究中来，实现中医现代化，通过两种医学结合产生新认识、新技术，最终形成一门新医学。1989 季钟朴指出，中西医的共性结合点，首先是不断提高临床疗效，其次就是研究人类机体生命活动的客观规律，阐明生命活动的本质。中西医学的结合必须采取比较分析的方法，在共同的基础上取长补短，也就是互补性结合。1992 年陈士奎指出，要想让中西医结合医学走向世界，首先要把世界现代科学技术包括现代医药学科学技术及现代科学研究方法和科学思维方式引进中西医结合医学研究。1993 年，他又提出要注重中医理论研究，科学实验研究是关键。赵晓林、李恩指出，融入式应成为中西医结合的更有效模式，即将中医融入到现代或未来医学中。1996 年陈少宗指出，传统中医要彻底同中国哲学决裂，按照"现代科学技术与传统中医学相互交叉、渗透、再分化"的模式，寻找二者之间的交叉点或共同支点，然后逐渐将其分化、发展，按照逻辑规律建立起现代科学意义上的理论体系。

他认为，"以病规范证"必须要彻底打破传统的辨证施治体系。严金海指出，中西医结合有三个层次，即哲学观念、科学理论和科学事实层次。另有学者认为，要以实事求是的科学态度，把中医放在一个东西方文化这样一个大的氛围中去认识、研究，从中找出发展中医的突破口，使中医基础理论逐步与现代科学、现代医学接轨。1997 年张克非指出，应改建或调整传统中医理论结构，创建一门"中介医学"。1998 年陈士奎指出，中医理论的研究，切莫只限于用现代科学去验证、解释其科学性，而要通过研究去创新，去创造新理论、新方法（包括新方药）、新技术。2000 年吴咸中指出，两种医学很可能在整体观上找到结合点，形成新认识。2002 年李守业指出，首先剥开中医学概念、理论的文化哲学外壳，还原其朴素的医学内核，然后才能将其置于现代科学技术条件下，整理提高，发展更新。陈可冀院士指出，应从人文科学和自然科学、传统医学和现代医学交叉融汇的更高立体层面上促进中医现代化，宏观微观结合，辨病辨证结合，开展病证规范化、标准化及病证实质的系统整理研究。中国传统医学的出路在于现代化，中医与现代科学包括现代医学结合是重要的战略方针。2006 年候灿等指出，传统中医个体化医学对整体涌现性的掌握和体现明显优于现代三种医学，几种医学应该而且可能优势互补，即中西医结合可能创立出既全面又深刻的真正以病人为中心的后现代个体化医学。

五、中西医结合思路和方法的具体设想

中西医结合临床研究的思路和方法具体设想有辨证论治与

唯方唯药结合、中西医两法的有机结合、辨证与辨病相结合、宏观辨证与微观辨证相结合。

1957 年邓子华指出，如果片面强调辨证论治而没有主导内容，就会变成一种不可知论，如果片面强调唯方唯药就会成为一种形而上学的静止观。唯方唯药或特效药的使用也是不容忽视的，但要建立在辨证的方法之上。1959 年吴一纯提出，要把辨证论治和唯方唯药结合起来。1971 年天津市南开医院提出，中西医结合临床治疗应该从最初的中西医双重治疗转向中西医有机结合。1973 年沈自尹提出，中西医结合的初步途径就是辨证和辨病相结合。临床上，要对病人进行中西医两种诊断，权衡中西医两法中哪一种对病人好处大，选取最佳的治疗方法。1979 年张亭栋认为，中西医结合应该以辨病为经，辨证为纬，二者相互结合。在临床治疗过程中一定要注意分清辨病和辨证的主辅关系。1983 年有学者指出，在临床研究方面，要注重辨病与辨证相结合，辨证标准的统一化和定量化。1992 年陈海龙、吴咸中指出，中西医结合临床研究要达到"微观辨证和辨证微观化"的新高度。在临床上既重视局部的病理变化，又重视在疾病过程中的整体反应和动态变化。1996 年钟伟提出，要建立中西医结合辨证论治体系，从而对中医所说的病因、病位、病性及邪正盛衰的含义在微观上有更确切的认识。用中西医结合观点指导临床治疗，一方面使中药治疗具有更微观的物质依据，另一方面发挥中医学整体观在指导中西药物诊治疾病时的优势，以及中西药物联合应用时的减毒增效及调整阴阳的作用。2002 年张万岱、肖冰指出，中西医结合最有成效的措施为西医辨病和中医辨证相结合的诊断治疗模式以及充分应用现代科学从传统的中医药中开发一系列有效的新药。2002 年赵平、田青指出，中西医结合临床治疗是将中医的整体思维和辨证施治观点渗透到现代医学的思维中来。

中西医结合实验研究思路和方法的具体设想之一是还原分析。对于还原分析的思路，一部分人主张从临床有效经验入手研究，借助实验方法对它进行实证解析，从而检验或解释经验的有效性。但多数学者主张从证候入手研究探索证候的实质，从而为临床微观辨证提供理论参考。还有人主张从体质研究入手。1973 年中国人民解放军 157 医院提出，从新老经验入手，把经验和现代科学结合起来，探索规律，顺藤摸瓜。如从有效的经验方药，寻找有效物质，进一步明确化学结构和理化性质。1977 年重庆医学院提出，在临床坚持辨病和辨证相结合的基础上，通过"求同""探异"，对中医理论体系进行系统的实验研究，找出其客观根据，从而创立我国新医药学。1978 年裴德恺提出，应开展"证"的中西医结合研究，探讨治疗机理。1979 年吕宝璋指出，应研究方药的作用原理。朱宪彝指出，中西医结合理论研究应该从临床研究入手，从确认方药疗效到研究作用机制，过渡到中医理论体系本质研究。1983 年有学者指出，在中西医结合理论研究方面，要重点深入进行证的实质研究。中药研究要加强有效验方疗愈机理和有效成分的提取等。1984 年白仲林指出，应该使中医现代化。用科学检验中医的理论，不能首先假定中医理论完全正确，然后用这些科学理论使中医理论得到某些现代化的解释。1996 年何裕民提出，"体质研究是现时代中西医结合的最佳交融点"。

中西医结合实验研究思路方法的具体设想之二为系统综

合。学者们认为，在对中医的科学内容进行还原分析的基础上，需要对研究结果进行系统综合，这样就可以用世界通用语言来构建新的中医学体系。1991 年邱鸿钟提出，首先要论证中医理论所阐述的生命和疾病现象的客观性；其次，要用实验方法阐明中医理论所述现象的规律性；最后，就是在前两类问题解决的基础上，用现代科学的语言和形式重新表述经典的理论，使之成为全世界医学界可以理解和接受的东西。中西医结合研究应从还原分析阶段转到与系统综合相结合的研究道路上来。对中医理论的研究，还包括对经典理论的真伪检验和论证以及对中西医结合理论的全新探索。1992 年薛雨芳指出，中西医结合研究对医学理论的重建包括概念的重建、规律表达方式的重建和医学理论的重新解释。必须以实证科学所提供的资料为依据，做出新的理论解释和科学假说。1993 年王华指出，从理论上讲，中西医结合需要解决的最主要问题是概念问题，对概念本质的研究将是中西医结合最重要的研究内容。陈海龙、吴咸中指出，中西医结合要抓住"证"这一疾病的客观存在，揭示中医在"证"本质的客观指标，同时也使"同病异治"和"异病同治"的中医理论得到现代科学的客观论证。1998 年冯建春指出，要加强中医诊疗体系的建立，制定统一的中西医结合疗效评定标准。1998 年陈利国指出，要解决中西医结合医学中的理论问题，首先要实现中医学理论的现代化，其次是中医学传统理论体系的解构和中西医结合新理论的建立。2000 年李恩提出，要在中医学理论和现代医学理论指导下，建立证的客观指标，实现证的标准化和量化，促进医学发展，创建中西医结合理论新体系。刘喜德、金实指出，以现代客观检测指标为中介，实现中西医学本质上的交汇与融合。2003 年李恩指出，中西医结合应吸取中医学的整体观和辨证观认识，吸收西医学微观研究方法，优势互补，宏观整体与微观分子水平相结合，最终发展为整体医学。

六、中西医结合途径和方式的具体设想

关于中西医结合途径和方式，许多学者提出了具体的设想。1971 年天津市南开医院提出整体局部结合、内外因结合、防治结合的形式。1973 年沈自尹提出，临床中西医结合方式体现在，一是西医诊断，中医辨证分型论治为主，结合西医辨病加入某些特效药，二是中西医病理认识的结合参看，确定某病的常见证型及治则，弥补因症状体征不明显给中医辨证带来的困难。临床要根据病证的主次，决定辨病和辨证的取舍。刘鹤鸣提出，运用中西医综合诊断，根据西医诊断结果确定处理办法，合理运用中西两法。张邦福提出，应扶正与祛邪相结合、整体治疗与局部治疗相结合、治疗主次相结合、中西药效相结合。1977 年姜春华指出，在临床辨证论治的过程中一定要考虑到辨病，只有将辨证和辨病结合起来，才能真正体现辨证论治的精神。1993 年有学者指出，中西医结合的主要方式和途径有：以辨病与辨证为主的临床诊治结合；诊法的宏观诊断与微观分析相结合；通过对中医治则治法研究进行结合；运用实验方法，通过研制体现中医概念和理论命题的动物模型进行结合；通过对中医方剂和药物的研究进行结合；运用实验和临床相结合的方法，对针灸、针刺麻醉原理探讨及对经络研究进行结合。

七、中西医结合的目标和任务

关于中西医结合研究的任务和终极目标，早在 1958 年就已经明确了，那就是把中西医两种医学结合起来，形成"辩证唯物主义的一个医"，创建具有我国特色的新医药学。1989 年李恩指出，中西医结合具有两个任务：一是研究中医，发展中医，使中医在应用现代科学知识和方法的基础上，沿着它固有的思维方式和理论体系发展下去，也就是促使中医现代化；二是寻找中西医结合点，创立新理论。1991 戴豪良指出，中西医结合理论研究的主要任务是要实现中西医学的融会贯通。初级阶段的融会贯通必须立足于这两种理论框架中的一个，其一是立足于中医理论模式这一框架之上，其二是在现代医学理论基础上，把中医关于疾病规律的认识和临床中的丰富经验，融汇到现代医学理论体系之中。2006 年孙荣指出，中西医结合的首先任务就在于彻底地否定中医学和西医学中的糟粕，代之以全新的辩证唯物主义的指导思想和现代自然科学向人们提供的科学的思维方法。注重中西医学的互补，是发展我国医学科学的重要途径。由此可见，中西医结合研究的任务，除了提高临床治疗效果以外，学者们认为，其任务是要建立起一个有别于中西医的第三种医学，或实现中医现代化科学化，使两种医学互补结合，或用现代实验医学取代传统经验医学，使传统中医汇入现代医学理论体系，走上科学道路。

第三章 中西医结合相关理论 问题的哲学思考

怎么想决定着怎么做，这是颠扑不破的真理。那么，对于中西医结合来说，我们在过去的长期实践探索中，之所以有成功，也有失败，认识错误是一个很重要的原因。因此，对于中西医结合相关问题，借助哲学分析进行澄清是很有必要的，它对于中西医结合未来发展来说也是有利的。

第一节 "中西医结合"的内涵是什么

从西医学传入到 1840 年以前，虽然这一时期一直有人试图把中西医放在一起进行研究，但是，那都是在中国传统文化的包容精神下自发的个人行为，并没有产生出中西医结合的概念。因此，有学者指出，最早的中西医结合概念，出自中西医汇通学派。这一学派人士认为，中西医结合只是一种合流，即单纯的中西医理论相加，临床的中西医药物合用。在当时的历史条件下，中西医合流只是一种临床治病的权宜之用，既没有理论指导，又不能运用科学方法，只是一种简单的合流。后来的中医科学化思潮提出了要用科学方法整理和研究中医，这与汇通学派的做法完全不同，但是，它已经强调了要把中西医结合起来进行研究。1950 年，毛泽东主席指出，要"团结中西医"。1956 年提出，"要用西方近代科学来研究中国的传统医学规律，发展中国的新医学"。1958 年 10 月 11 日毛泽东主席对今后举办西医离职学习中医班的批语中明确使用了"中西结合的高级医生"的字样。同年 10 月 17 日徐运北在全国中医中药工作会议的报告中也引用了"中西医结合"这个词。1960 年，在卫生部党组关于全国西医学习中医经验交流座谈会情况的报告中指出，"中西医结合，用现代科学方法整理研究祖国医学的工作"。这里明确说明了中西医结合是一项研究工作。以后的文件中相继提到"中西医结合"一词，中西医结合开始变成了一个特定的名词。据有关学者统计，1949～1958 年，有关中医文件中仅出现过"中西医合作""中西医团结""中西医合流""中西医药结合"的字样。考查《中医杂志》1955 年以来的学术文章，发现在 1955～1957 年间，并未出现过"中西医结合"这一名词，1958 年出现过"中西医合流"的字样，1960 年开始有"中西医结合治疗"的字样，1961 年有中西医结合治疗青光眼的文章，1965 年有中西医结合治疗急腹症及中西医结合治疗骨折的文章，1972 年以后，"中西医结合"的词汇已经大量充满杂志、报纸等媒体，"中西医结合"一词开始成为一个新学科、新方法的代名词。80 年代以后，"中西医结合"已经成为一个特定的词，开始具有专业、学科、体系等多种含义。

从上面的叙述中可以看出，尽管不同时期中西医结合具有不同的形式和内容，但是，从总体上来看，中西医结合作为一个概念，具有相同的普遍内涵，即中西医结合是一种促进医学发展的形式。正如有学者认为，"综合中西医学的理论与实践经验，通过研究与实践的努力，创造中西医学有机结合的理论和方法"，这是"中西医结合"的基本内涵。

由于不同时期医学发展要求实现的目的不同，中西医结合概念具有不同的特殊内容。如中西医汇通时期，以发展传统中医为目的，那么这一时期的中西医结合是指一种把中西医结合起来促进传统中医发展的形式。新中国成立初期，医学发展的目的是继承和发展中医，这时期的中西医结合是指一种把中西医有机结合以利于继承和发展中医的形式。1958 年之后，医学发展的目的变成了创建中国的新医药学，这时，中西医结合所指的是一种结合中西医以创建中国新医药学的形式。如《中国中西医结合研究会章程》明确提出："中西医结合就是运用现代科学（包括现代医学）理论知识和方法，加强中西医结合研究，继续发掘祖国医学遗产，取中西医药之长，融会贯通，促进医学科学的繁荣与进步。"

从另外一个角度来看，中西医结合还应该是一个实践过程，这个过程是不断发展变化的，正因为不同时期的实践内容不同，因此，其概念内涵的特殊内容在不断变化。有学者指出，中西医结合是一个内涵大、外延小的概念，这个概念的定义应为"中西医工作者相互合作，中西医学术相互配合，以提高临床疗效为目标的实践过程谓之中西医结合"。中西医结合实践过程是中西医探讨临床优势相加的最佳模式的过程，也是两种研究方法合二为一的过程。中西医结合仍将是两种学术体系并存，相互取长补短，在实践中不断积累经验的量变过程。近些年来，有人把中西医结合理解为一种医学，即等同于中西医结合医学。另外，有学者认为，中西医结合是开展跨中医和西医的新兴医学边缘学科的科学研究。因此，很多人主张在中医和西医之外应该单独设立一个中西医结合学科和医学体系。这些年来，很多医学界人士都在朝着这一方向努力，如今已经将中西结合医学与中医、西医分隔开来。首先，要申明一点，把"中西医结合"等同于"中西医结合医学或学科"的说法不合语言表述的逻辑规则。所以，这种认识是错误的。中西医结合是一种促进医学发展的形式，是一个不断发展的实践过程。这种实践包含了中西医学的活动，绝对不可能是独立在中西医学之外的活动，尽管在这个过程中我们会产生很多新的医学成果，但是，这些新医学成果一定会归属于科学医学体系中去。所谓科学医学体系是指依据科学方法建立的医学体系。我们目前的现代医学体系尽管不是最终的和完美的医学体系，它还需要不断地完善和发展，但是，它是依据科学方法建立起来的体系，所以，未来的科学医学体系只需要从现代医学体系上进行修改和矫饰，不需要重新再建立一个新的医学体系。如果有人把中西医结合实践过程中产生的新成果分离出来，建立起中西医结合医学，那只会是多此一举。更有甚者，有人想把中西医结合实践全过程的一切内容都纳入中西医结合医学，这似乎更不合情理。试问，中西医结合医学到底是怎样的一门医学？它与中医、西医有何本质区别？它具有成熟的独立于中西医的特有理论、概念、思维和语言吗？在此，笔者不想深入探讨这个问题。需要指出，既然中西医结合的内涵已经很明确了，那么面对未来，中西医结合的内涵是否需要加入新的特殊内容？笔者认为未来医学发展的目标是建立属于全人类的科学医学，推进世界医学的发展，那么，未来的中西医结合的内涵就应该是指一种为推进人类科学医学不断发展而把中西医有机结合的形式和不断发展的实践过程。

第二节　中西医学究竟有何不同

自西学东渐以来，医学界人士就把目光注意到了两种医学的差异上，但是他们大多只注重从表面上比较二者的优劣问题，而很少从根本上去探究两种医学差异为何产生以及如何产生。若要谈论中西医学的差异，一定得先把两种医学弄明白了，然后才去谈论它们。倘若不这样做，那是不负责任的表现。

一、中西医学之间的差异

中西两种医学在病因、生理、病理、诊断、药理、治疗诸方面的认识皆有不同，下文就从这几个方面分别进行论述。

（一）病因认识上的差异

中医对病因的认识主要运用推测的方法。通过观察病人的症状表现，依据中医学理论辨为某个证，然后依据这个证向人体内外求病因。如某病人症见恶寒、无汗、头痛、咳嗽、舌淡红、苔薄白、脉浮紧，依据中医理论寒性收引凝敛、咳逆上气皆属于肺、高巅之上唯风可至、风为百病之长，可以辨为风寒表证，病位在肺卫。然后向外推测病人可能是感受了风寒之邪，因为未见里证，所以没有内因，该病由外因所致。如果该病人症见无汗、恶寒、咳吐清稀痰涎、胸痛、舌淡苔水滑、脉弦紧，依据中医理论寒饮伤阳、凝遏气机，咳逆上气属于肺，肺为贮痰之器，可辨为寒饮犯肺证。然后向外、内推求病因。因为无外症，所以不是外因所致。考虑到寒饮从内生，必是机体内部阳气受损所致，或因为冷饮冷食、久居寒冷之地，或因为触冒寒邪损伤胸中之阳。如果此病人见头痛、鼻塞、脉浮，可辨为外寒内饮证。向外推求病因为感受风寒之邪，向内推求病因为形寒饮冷。

西医对病因的认识主要采用查证的方法。通过观察病人的症状、体征和实验室检查结果，依据西医学理论诊为某个病。然后依据这个病去查找病因，如果大量资料证实某些因素与该病相关，就可认为这些因素是该病的病因。如病人症见咽部不舒服、干痒、疼痛，咽部检查见咽部红肿、有滤泡簇生，结合起病急，可诊断为急性咽炎。查找大量资料证实咽炎与嗜好烟酒、辛辣之物有关，如果该病人平日有此生活习惯，可以认为此病人的疾病是嗜好烟酒、辛辣之物的不良习惯造成的。

(二) 生理认识上的差异

中医学是本着从天到人的思维方式来认识人体的。这一点从《黄帝内经》可以清楚看出。《黄帝内经》在说人道之前先言天道，然后将人比附与天，由此谈论人的生理规律。如书中言阴阳观时说"阴阳者，天地之道，万物之纲纪"，在论述了自然界的生、长、化、收、藏的规律后，《黄帝内经》讨论了人的生、长、壮、老、已的生命规律。它把自然界的阴阳变化观运用到人身上，从而得出人体的生理变化理论。五行学说是在五方说和五材说的基础上发展起来的，起初人们只是运用它来认识宇宙的结构，进一步探讨宇宙的运动变化规律，后来人们把这种认识方法运用到一切事物，希望揭示一切事物的规律。当五行学说用在人体的解说上时，就形成了五行藏象理论。正是阴阳五行学说的贡献才产生了中医的生理认识理论。

西方人是把天与人分开的。所以他们在认识人体上没有遵循从天到人的思维路线，而是从人的解剖结构入手去揭示其奥秘。从大体解剖到局部解剖，从器官到组织，再到细胞和基因，对人体结构的认识逐层深入。实验医学兴起后，人们借助实验揭示出了人体结构和功能的对应关系。于是产生了西医学的生理认识。

（三）病理认识上的差异

《素问·天元纪大论》说："阴阳相错，而变由生也。"这是从阴阳观来解释事物变化失常的产生。当把这种观点移植到对人体发病的认识上时就形成了中医的阴阳病理观。五行学说重在说明整个宇宙内部各部分之间通过相互支持、相互制约形成了一个和谐的平衡体，一旦这种和谐的平衡被打破，灾乱就会到来。古人把这种观念运用到人体，认为人体内部各藏象系统之间也是相互资生、相互制约的，它们协调配合，建构一种平衡。如果这种平衡被打破，各藏象系统之间就会互相戕害，这样就产生了五行藏象病理观。阴阳五行病理观是中医病理观的核心内容。

西医对疾病病理的认识同样是从解剖结构入手，本着"正常结构产生生理活动，异常结构产生病理活动"的指导思想，寻找疾病症候表现和人体异常结构之间的对应关系。实验医学产生后，人们借助实验进一步探讨两者的对应关系。就这样西医的病理学产生了。

（四）诊断认识上的差异

中医诊断从目的、方法、效果上与西医诊断不同。前者目的是为了辨证。依据人的感官收集的资料，结合中医的病理知识，对该阶段疾病的病性、病位做出判断。如病人就诊时症见干咳少痰，咽痒，白睛红赤，口苦，心烦易怒，小便短赤，大便可，舌边尖红，苔薄少，脉弦数，依据中医病理知识，木和金之间有生克乘侮的关系，木火太过就会反侮肺金，今病人见肺金受损和肝木太过的临床表现，于是可以诊断为"肝火犯肺证"。这一诊断指出，疾病的病位在肝肺，病性属里、实、热。

西医诊断的目的是为了辨病。它依据人的感官和仪器收集的资料，结合西医的病理知识，对该阶段疾病做出定位、定性、定量的判断。如病人症见干咳少痰，甚者咯血，潮热，盗汗，消瘦，X线片检查提示有结核空洞，痰培养有结核杆菌存在，结核菌素试验阳性，由此可以诊断为肺结核（空洞型）。这一诊断指出疾病的病位在肺（结合 X 线片可做准确定位），病性属结核性，目前该病已到了空洞型病理阶段。

（五）药理认识上的差异

"神农尝百草，一日而遇七十毒。"这句话道出口尝的方法是古人认识药物的主要途径。药物进入人体后自然就会促使机体做出反应而表现出一系列症状，人们通过长期观察后就认定了药物和症状之间有对应关系。由于人生病时机体也会产生症状，借助神秘的互渗思维习惯，古人把药物和疾病的症状联系到一起，并逐渐形成稳固的对应关系。此外古人对药的认识还有巫的成分。有些医家根据药物生长的环境、地域特点以及性状等，运用比附的方法，人为地给药物增加一些解释。如古人依据桑寄生附着在桑树的生长特点认为它可以安胎，依据水蛭吸人血的特点认为可以活血化瘀。一些道士认为，生长于仙山的动植物就可以益寿延年，大补元气。张锡纯运用中医取类比象思维方法，依据麦芽为初生之嫩芽，认为此物可以调畅肝气。这些认识虽然可能是正确的，但是，其推理及解释方法却难以服人。

西医学通过化学提取、合成、修饰的方法得到药物，然后去研究药物在人体内的药理作用、毒性以及代谢机制，这样产生了西医的药理学。它把病理学知识和药物的作用机制结合起来，从而在疾病症状表现和药物作用机理之间建立联系，其中间桥梁是人体的异常结构和功能。病理学是在疾病的症状表现与人体的异常结构和功能之间建立联系，药理学则是在人体的异常结构和功能与药物作用之间建立联系。

（六）治疗认识上的差异

从整体角度来看，中西医学在治疗上都是试图在疾病的证候表现和治疗操作之间建立联系，其中介就是疾病的病理。由于中西医病理理论各自的特点不同，因此这种联系也是不同的。中医依据医者的治疗操作加于人体后产生的反应与疾病证候表现的相似性从而把治疗操作和疾病证候之间联系起来，它需要依靠经验进行把握。西医治疗认识的立足点在人体的异常结构，通过它把治疗操作和疾病证候对应联系起来，这种联系建立在实验依据之上。

二、两种医学差异的产生根源分析

中西两种医学的差异实质上是两个生活在不同地域的人群在看待人体生命和疾病现象上的差异。这是一种认识上的差异。马克思主义哲学认为"认识源于实践"，人要认识客观世界就必须去接触并改造客观世界，这样才能得到符合客观的认识。那么，两种医学在人体的认识实践活动上究竟有什么不同呢？

从实践的客观对象上讲，中西医学都是对人的认识，过去我们说中医认识的是"活人"，西医认识的是死尸，现在西医也研究"活人"了，此外还研究作为人的替代品（动物）以便了解更多的信息。这些客观存在的对象中有哪些能进入人的视野而被人认识，对于东西方人来说是有很大区别的，也就是说，两者的实践客体是不一样的。

从实践的工具、手段来看，中医没有观察仪器，仅依赖人的感官去发现疾病线索，收集信息。西医除了运用感官以外，还借助仪器去观察、收集信息。此外，西医还借助实验方法间接获取人体的信息。这样从客观对象可被观察、认识的范围来看，西医无疑优越于中医。换句话说，西医从人体获得的信息要比中医多得多。

从实践的主体来看，同样都是人去执行认识活动，其行为产生的动机和支配行为的思维习惯是不一样的。这里有一点需要说明，不论中医西医，在医学产生之初，人们从事医学实践的动机目的都是为了解除疾病痛苦，保健延年。但是随着人文文化向医学实践的渗透，客观上使得他们的动机目的出现了分歧。由于受儒家文化的影响，中医以求善为导向，为医者的目的是实现儒家的仁爱，对读书人而言，那只是官场失意后的一种心理补偿，借此以成就自己高尚完美的人格。由于受宗教文化的影响，西方医学的发展曾经停滞过，甚至出现过很多荒谬的事情。但是后来的文艺复兴运动，促进西医以求真为指归，研究人体的目的是为了客观真实地解读它。虽然曾几何时人们去从事研究是为了证实上帝的话是真理，但是人们的行为仍旧是为了求真。两种不同的行为动机导致他们沿着不同的路线去认识、解读人体。中医不主张破坏人体去认识其内部结构，认为这样才合于善。西医强烈主张要破坏人体从而能清楚了解人体的内部结构，认为这样才能做到求真。正是因为如此，中医采用从天到人的思维方式，借用阴阳五行学说去认识人体，西医则将天人分开，采用分析还原的思维方法，借用解剖和实验认识人体。所以，中医的认识脱离了人体的具体结构，对人体给予的信息量要求不高，客观上不需要借助仪器的观察以及实验方法。而西医则正好相反。在建构人体内外各部分的联系上，中医采用相似类比的方法，缺乏确切的证据支持，因此它建立的联系是或然的而不是必然的，西医借助科学手段，为建立人体内外各部分的联系提供了大量可靠依据，因此，它建立了一种可靠的必然联系。

实践是人的活动，人要想使自己得到的主观认识符合客观实际，就必须正确地观察客观对象，了解客观事实。只有抱着求真的动机目的，采用科学的方法手段，收集充分的信息，提供大量的事实资料作证据支持，才能在事物之间建立必然联系，得到可靠的确切的认识。

综上所述，两种差异产生的落脚点在于认识人体的实践不同。为什么会不一样呢？这只能从两个不同地域人群的心理结构来分析。东方人的心理特点表现为内敛含蓄，屈服顺从，习惯稳定，不习惯变革，愿意自己解决自己的问题而不外求于神的力量；西方人的心理特点表现为外露张扬，习惯变革，不习惯守旧，愿意接收神的庇护。这两种心理结构的差异在于他们有着不同的生活方式或习惯，而这又是由两个不同地域的物质生活条件决定的。落后的经济状况限制了古东方人的实践水平，从而也限制了他们的认识，客观上限定了他们的生活方式。认识水平的低下反过来又限制实践活动，如此二者形成恶性循环。这种状况在文艺复兴后的西方则不同，它的经济每向前迈一步，其实践水平就提高一层，认识水平也跟着提高了。高水准的认识又反过来推动实践的发展，这样实践和认识之间形成良性循环。正是不同的物质生活条件使得他们产生了不同的生活习惯和方式，经过岁月的磨练，从而形成了稳定的心理结构，于是特有的认识、思维习惯也就产生了。两个不同地域的人们就是用这种特有的思维习惯去认识世界万物的。在中国抽象、系统思维的习惯从过去一直保持到现在，因此形成了稳定的颇具特色的中医学理论。西方人自文艺复兴后一直保持着具体分析及求证的思维习惯，因此形成了颇具特色的西医学理论。由此观之，两种医学差异产生的根源在于两个不同地域的物质生活条件。

第三节　中西医学"用药治病"截然不同

　　传统中药学和现代西药学虽然是两种不同的理论体系，但是二种理论构建的最初目的却是相同的，即试图在药物与主治之间建立起确定的联系，为医生临床用药提供理论指导。只要确定了这种联系，临床上就可以理性地去选择和使用药物，而不再依赖于可靠性不确定的感性经验。然而，这种理性认识究竟能否正确指导医生合理用药，这直接取决于它通过何种方式在药物与主治之间建立起了什么样的联系。关于这一点，传统中药学和现代西药学在理论上给出了不同的答案。

一、传统中药理论借助性味归经在药物和主治之间建立联系

　　传统中药理论认为，药物有四性五味，四性即指寒、热、温、凉，五味指酸、苦、甘、辛、咸。药物四性的划分是根据阴阳二分法进行的，温和热是相同性质，但二者所反映的程度是不一样的，寒和凉也是如此。关于疾病的治疗原则，中医讲热者寒之，寒者热之。这句话中的热者、寒者均指疾病的性质而言，后面的寒之、热之则指药物的功用而言。药物四性理论实质上是中国古人采用阴阳二分法对中药的功用性质进行分类。这种分类依据的是药物作用后的结果或现象。比如，药物治好了寒性疾病，或药物引起机体发热，那么此药便是热性药。但是，为什么同样药性的药物功用却不一定相同，不同药

性的药物功用又存在相同或相似？这正是药味理论所要回答的问题。药味理论描述的是药物的五种作用趋势，这一理论建立的依据是中国古代的五行思想。五行即金、木、水、火、土，这五者本身就包含着对事物运动形式的认识。五味理论是古人将五行理论渗透到对药物的功用认识中产生的，它也是对药物功用的分类，但是分类依据的是对药物作用过程、形式的揣测。这种分类是有意义的，它补充了药性理论仅从药物作用结果对功用进行分类的不足。因为具体药物的作用结果可能相同或相似，但是作用过程却可能千差万别。比如，同样治疗寒性疾病，可以用辛温药，也可以用苦温、甘温药。

中药的归经理论是来说明药物作用部位的。它是继药物性味理论后进一步解释同样性味的药物为何功用有差别。比如，同样是苦寒药，入肝经则泻肝，入肾经则泻肾。这种归经理论对药物作用部位的说明虽然极不精确，只能意会到有这么一个作用部位，具体在哪里并不能通过实证的方法指出来，但是它至少反映出中国古人在思考药物作用部位不同与功用差异的关系。

由此可以看出，药物性味归经理论是古人在认识到药物功用差别的基础上构建出来的，它试图借助分类从药物功用的共性上进行论述，但是中药的四性五味理论是中国古人在有限的经验和观察基础上借助哲学思考提出来的，并非通过对具体药物功用进行实证分析的基础上进行归纳总结，因此它在对药物功用差异的认识上有局限性，在据此进行的分类上自然存在很大缺陷和不足。换句话说，中药性味归经理论指导临床用药的范围是有限度的，超出这个限度用药就会出错。

可以看出，性味归经理论体现出中国古人在认识药物功用差别上做出了很多努力，但是，由于历史条件限制，对中药的研究缺少实证分析和逻辑，不能如同西药学那样揭示出药物的本质差别，而只能依据药物引起机体的反应现象取得概括性认识。这种认识产生通常是借助不完全归纳法和直觉判断进行的。

我们知道，哲学在讲述一般与具体的关系时明确指出，一般性的结论来自于对具体的概括。由此可见，不了解具体的个性就无法认识一般共性。中药性味归经理论既然不是从对具体药物功用的分析研究中概括出来，那么它自然就无法贯彻到具体的药物中去。不完全归纳法和直觉判断所得到的结论认识的可靠性是不确定的，因此，依靠中药性味归经理论指导临床用药存在很大不确定性，容易出现错误。既然如此，那么具体药物的主治就不明确。比如，大家熟知的黄连苦寒，入心经，能泻心火，那是否对于所有疾病的心火偏盛治疗都有效呢？如果有的疾病出现心火偏盛，用黄连治疗无效又能说明什么呢？

二、现代西药理论借助结构、机制在药物和主治之间建立联系

现代西药理论认为，既然药物有某种作用，就必然有与它对应的物质和结构。不同种类的物质具有不同的功能，相同种类的物质，如果结构不同，功能作用也会不一样。现代西药理论通过药物化学知识和药理知识来研究药物的功用。药物化学是通过化学方法来研究药物有某种功能作用的客观物质基础。这门知识体系建立的思想基础是唯物的，即只要某药物有某种

功用，那么从这个药物中就一定能找到与该功能主治对应的物质，这个物质是可以具体呈现在人们面前的。当然，药物化学研究得到的物质可能是单体，也可能是某一类物质。通常情况下，后者多见。比如，丹参治疗冠心病有效，通过研究人们能发现丹参中的有效成分丹参素。我们仅仅通过这种程度的认识去建立药物功用和主治之间的联系是不够明确的。当我们想根据临床用药的需要改变药物时，几乎毫无作为。但是，从临床用药的角度来看，这种认识上的不明确并不影响正确用药，只是用药时显得有些机械和被动。临床疾病的具体情况是复杂多变的，要适应这种临床状况，就要求我们对药物成分的物质结构有一个清楚明确的认识，并且能够根据临床用药需要对药物结构进行修饰和改造。这就要求药物化学的最终任务必须是清楚认识药物的结构。只有知道了药物的客观结构，才能真正认识药物的具体功用，进而建立它与主治之间的联系。通过对药物结构的修饰和改造，就可以改变药物的功用主治，这样就可以充分满足临床用药的需要。弄清了药物结构，那么如何在药物和主治之间建立可靠的联系呢？这需要借助疾病作为联系的桥梁。对疾病而言，主要包括病因、病理和症状体征，疾病治疗也是针对此三方面进行的。因此，首先要弄清的是药物结构的作用，然后，结合疾病的病因、病理环节和症状体征，考察药物结构的作用能够解决哪些疾病问题。通过这种方式，我们就可以确定药物的主治疾病范围。正因为如此，现代西药学在对药物成分结构进行分析的基础上，进而探究这种物质结构治疗疾病的作用机制，当然包括毒副作用等内容，这些属于西药药理研究的内容，这种研究是很重要的。比如，青霉素能作用于金黄色葡萄球菌，破坏其结构，所以对于金黄色葡萄球菌感染一类的疾病选择青霉素治疗必定是有效的。在临床上为什么冠心病选择含有丹参素成分的针剂或中药治疗有效，同样是因为丹参素能扩张冠状动脉，增加心肌的供血供氧，所以能减轻胸闷、心悸等症状。通过药化及药理研究，人们认识了药物的结构和作用机制，从而为建立药物和主治之间的联系提供充足的证据支持，致使两者之间建立起了必然的联系。这种联系是可靠的、明确的。临床上根据西药学理论选择和运用药物虽然同样有限度，但是在这个限度内，药物的主治是明确的，运用药物的效果是可靠的。

三、两种药学理论的差异分析

两种药学理论之所以在建立药物与主治之间联系上存在差异，主要是因为二者的研究方法不同。

传统中医的研究方法是司外揣内，这实际上是自然观察法。司外，就是观察外在的表现，揣内，就是揣测内在的联系和变化。对于一味具体的中药来讲，它是否具有某种功效，完全是依靠这种方法来判定的。其司外的内容通常包括药物生长的环境、特点、气候、引起人体的反应等。

如民国时期，汇通派代表人物张锡纯对生麦芽能调畅肝气的解释是，生麦芽为初生之嫩芽，具春季的生发之性，这样，生麦芽为初生嫩芽与调畅肝气之间的联系就建立起来了。又如附子具有大热之性，有人解释为附子生长在寒冷之地，这样，附子具有温热之性和生长在寒冷之地的联系就建立起来了。当然，对上述药物的功能认识不一定全部错误，但认识方式却难以服人。

传统中药理论对药物功用主治的认识主要依据经验。这种经验认识方法实际上也是司外揣内。长期以来，人们在使用某种药物的过程中发现，药物会引起人体发生一些反应，从而表现出一系列症状体征，这就是人们可以从外司察的内容，根据这些内容就产生了对药物功用主治的揣测性认识。这里，病人吃下某药和表现出症状体征之间即便是同时或先后发生的，但是两者之间究竟是否有必然联系，这是不明确的，可以说有，也可以说无。尽管经过无数次的观察修正，通过司外揣内研究方法所建立的药物与功用之间联系的或然性依然存在。

现代西医的研究方法是实验，对药物的研究自然也不例外。通过药化和药理实验研究，人们认识了药物的结构以及这种结构的作用机制，结合药物对疾病病因、病理环节以及症状体征的干预效果，进而确定药物治疗疾病的范围以及限度，在药物与主治之间建立起了必然联系。

总的说来，中西药学理论之所以在药物与主治之间建立了不同联系，根本原因在于研究方法的差异。

第四节　中西医学的统一

无论是中医中药，还是西医西药，用于治疗中国人有效，治疗西方人也一定有效，这说明在治疗效果上东西方人之间并没有差别。中医治疗疾病的措施，西方人可以模仿学习，对于中国人来说，西医的治疗措施也可以模仿学习。然而，当我们把中医理论介绍给西方人时，却让他们感到茫然不解。这是为什么呢？因为治疗效果之所以无差别，原因在于中医或西医的治疗措施都针对相同的客观对象。正是治疗对象的同一，才可能产生相同的治疗结果。这是两者可以统一的客观基础。然而两种医学体系的文化基础、理论认识及其技术操作是完全不同的，因此，两种医学相互通约也是很难的。但是，这并不意味着中西医学是不可统一的。

一、中西医学的认识统一

认识差异是实际认识内容的主观差异。意思是说，认识的差异是由于中国人和西方人的理解和思维方式的差异导致的，这是一种主观上的差别，不可强求一致，故而两者在认识上很难通约。但是，两者的认识内容是可以统一的。根据辩证唯物主义的真理一元论观点，对客观规律的真理性认识只容许有一个，不容许有多个。但是，人们在实际认识活动中，由于认识的角度、层次、方法等的不同，其认识不可能一次性完全符合客观规律，其中有对有错，并且其正确部分具有相对性。正因如此，人们的认识总是需要不断保留正确内容，去除错误内容，最终使主观认识内容和客观实际相一致。由此可见，中西医学尽管在认识形式上不可通约，但是，认识内容随实践和认识的深入必然融合统一于客观真理。随着实践的深入，中西医都会不断去除非科学的认识内容和方式，保留科学的认识内容和方式，并通过现代条件下的实践进一步检验这些认识方式和内容。对于中医的合理认识内容，应该采用现代科学方法重新进行研究，把它转换成现代医学的内容和形式，然后把这些经过转换后的认识内容与现代西医学进行对比，求其同，存其异，这样，一方面，通过求同实现了中西医认识内容的合而为一，另一方面，通过存异还可能为现代医学增加新的认识内容，这就是中西医认识统一后的结果。

二、中西医学的实践统一

实践差异是两种医学实际考察内容的客观差别。尽管中西医学考察的对象都是同一的客观人体，但是，由于受主客观条件限制，中西医学的实践不同，因此，它实际考察的内容也就存在着客观差异。中西医的实践差异，一方面，表现为有些内容中医做了考察而西医没有，有些内容西医考察了而中医没有；另一方面，对于相同的内容，由于各自的实践水平不同，对相同内容的考察深浅程度存在差异。因此，对于某些现代西医没有而中医有的考察内容，需要采用现代的先进实践工具对它重新进行实践，把它转化成现代医学的新实践内容。对于中西医都考察过的内容，也要采用现代先进的实践工具对中医的考察内容重新进行实践，通过这一过程，中医学就会与现代西医学实践内容重合，实现两者在实践上的合二为一。

综上所述，中西医在认识和实践上都是可以统一的。认识的统一消除了其认识内容的主观差异，实践的统一消除了其考察内容的客观差异，如此，两者就会逐渐融合成一种医学，即属于全人类的科学医学。

第五节　中西医结合的必然性

所谓必然性是指事物的联系和发展依着一定的秩序稳定地在全过程中贯彻下去。就中西医结合来讲，说它是必然的，就意味着它是医学发展的一定结果，不是可以这样也可以那样的结果。中西医到底能否结合，这种结合是否具有必然性？我们知道，中西医是两种不同的医学体系，无论是医学认识还是医学实践，两者皆不相同。但是，它们都是以人作为考察对象，其研究任务和目的都是一样的，即一方面对人的生命和疾病现象的本质和规律做出解释，另一方面是解决面临的临床问题，维护健康。由此看来，尽管世界各地的人与人之间存在诸多差别，但是，医学所要研究的内容是无差别的，即无论是中医还是西医，它们都是为了解决医学认识和医学实践问题。

从认识方面来讲，根据辩证唯物主义原理，真理是客观的，客观真理是一元的，换句话说，客观真理只能有一个，不会有两个或多个。如果对某种确定的事物产生了多种理论认识，那么这些理论认识绝对不可能全对，它们或者全错，或者不完善，需要不断地修改和发展。所以，我们需要把这些理论结合起来，保留其中合理的内容，剔除那些不合理的内容，然后，把所有合理内容综合起来，从客观事实出发，通过实践去检验它，使它向着科学真理的方向发展。因此，针对同一个对象的不同认识，最终必然融合于科学真理，这个过程是通过不断去除非科学认识内容，保留科学认识内容来实现的。就中医和西医理论而言，两种不同的理论都是关于人的医学认识，或者说是一种理解和解释。由于关于人的正确医学认识只容许有一种，因此，其理解和解释是唯一的，这也就是说，尽管目前存在中西医两种医学认识，但是它们最终必然结合起来，从其理论认识中筛选出科学的内容，最后融合于医学真理。

人的认识不可能一次性地达到绝对真理，因此，真理具有相对性，也就是说不同的主客观条件下针对相同的对象允许存在不同的认识。这种说法本身并没有错。因为，不同的主客观条件限制了医学的实践和认识内容，正因为如此，我们的认识总是需要一定的条件才能深入，随着实践的发展，认识不断突破自身的限度，就这样无限接近真理。这就是真理相对性与绝对性的统一。辩证唯物主义认为，认识来源于实践，所以，认识要接近真理必须依赖于实践的发展，一定条件下的认识也必须与实践相统一。

有学者认为，由于认识受到各种主客观条件的限制，允许存在多样性，所以不应该强调真理的一元性，而应该把它看成多元的。因此，中医和西医的独立存在是合理的，不必要强求合二为一。这种说法对否？我们可以来分析。认识具有多元性，这是不争的事实，并且这种多样性的存在也是可以理解的。但是，这是否可以说明这些认识都是科学的或者符合客观事实呢？有些认识脱离实践而产生，纯属主观臆测的产物。有些认识虽然在一定条件下展开了实践，但是，所认识的内容与实践内容完全不符或不完全相符，更有甚者，其认识内容超越了实践内容，或与实践内容毫无必然联系。试问，这样的认识能算作科学认识吗？如果按照这样的认识方式发展下去，我们的认识会离真理越来越近还是越走越远呢？当然，它会偏离真理越来越远。那么，科学认识应该是什么样的呢？认识来源于实践，认识与实践相统一。不论是何种认识，都必须依赖一定条件下的实践而产生，其认识内容必须与实践内容相吻合，只有这样，随着人们对客观世界实践的不断拓展，人们对客观世界的认识才会不断深入。可以设想，假如我们对客观世界的实践完成了，那么，可以说，我们的认识达到了真理，但是，实际上，这只能是一个无限接近的过程。总的说来，为了使医学认识朝着科学真理的方向发展，我们必须把中西医理论结合统一起来，从其理论中提取符合实践的科学认识内容，使它们融合到医学真理之中。

从实践方面来讲，实践是认识产生的源泉，所以，实践内容决定了认识内容。实践是有目的性的活动。从最广泛的目的上说，医学实践是为了揭示人的生命和疾病奥秘，解除疾病痛苦，维护身体健康。作为医学实践而言，它以人作为对象不断展开实践活动，因此，关于人的生命和疾病的一切都属于医学实践的内容。对于不同地域的人来说，人与人之间，地域与地域之间，确实存在着很多方面的差异，但是，对于整个人类而言，尽管每一个人的生命和疾病的表现形式不完全相同，但是，它们具有相同或共有的一般本质和规律。医学所要考察的正是这个具有普遍意义的本质和规律，因此，它具有了科学的超越性。按理说，我们只有对整个人类的所有个体进行实践之后，才能抽象出这个一般的本质和规律认识。然而，仅仅通过一次实践根本不可能达到此目的，所以这是一个无限进行的实践活动。在实际情况下，不同地域的人们只能依赖一定的主客观条件，选择固定范围的有限个体展开实践研究，这就导致了医学实践内容的地域多样性。由于人们在实践的同时也就产生了认识，而这个认识能够反作用于实践，正是在实践和认识的这种复杂作用之下，不同地域形成了各自不同的医学认识，同时也积累了不同的实践内容。前面讲过，作为全人类的医学认识，它必须具有科学超越性，这就要求医学实践必须打破地域的限制，把不同地域的医学实践内容结合起来，汇合成人类医学的实践内容。中西医学的实践内容是不同的，为了人类医学的发展，把两者结合起来是必然的。

综上所述，我们需要把中西医学的实践内容结合起来，构建统一的完整的人类医学实践内容；把中西医学的理论认识结合起来，去伪存真，把其中科学的内容综合起来构建相对真理。只有这样才能建立起属于全人类的医学体系，并使它朝着科学的方向发展。所以，无论是从实践来说还是认识来说，中西医结合都是必然的。

第六节　明确中西医结合的指导思想和终极目标

任何具体的工作都离不开哲学思想的指导，中西医结合研究也不例外。那么，它的指导思想应该是什么呢？我们知道，中西医结合研究是一项科学研究，其目的是揭示出人类生命和疾病现象的客观本质和规律。然而，站在何种立场去看待这项研究是一个关键问题。如果以唯心主义的立场去看待这项研究，那么，我们什么都不需要做，这显然不可能达到这项研究的目的。要揭示事物的客观本质和规律，首先必须承认事物的客观存在性，只有这样，才有进一步研究其本质规律的必要和可能。如果面对一个不存在的事物去寻找它的本质规律，试问如何着手进行研究？因此，我们必须坚持唯物主义的立场去开展这项研究。然而，仅仅如此是不够的。虽然我们承认了事物及其本质规律客观存在，但是，究竟该如何去揭示出这些本质规律的任务并没有完成。要解决这一问题，必须依靠辩证法的指导，因为辩证法从最一般的层面探讨了事物的本质和规律。在这个一般认识的指导下开展具体研究，我们就可以揭示出人类生命和疾病现象的具体本质和规律。所以，中西医结合研究必须坚持辩证唯物主义，并以其哲学思想作为具体研究工作的一般指导思想。

中西医结合研究的最终目标应该是发展人类医学，中西医结合的目标指向应该是为人类医学增添新的内容，包括新的理论认识、新的治疗观念和操作措施。

中西医学的差异是历史形成的，怎样消除它们的差异呢？人们曾经设想过三种途径：一是将传统中医的内容和形式转换成现代医学的内容和形式，将传统中医融入现代医学，为现代西医学增加新内容；二是将现代西医学的内容和形式转换成传统中医的内容和形式，将现代西医融入传统中医，从而为传统中医增加新内容；三是产生出一种与中西医的内容、形式完全不同的新医学，使中西医融入第三种新医学形式。哪一种主张符合客观规律呢？第一种设想在汇通派时期已经证明不可行，因为无法将西医实证发现的认识内容纳入中医理论，中医理论无力对这样的内容给出有效的整合。第三种方式的疑问很多，虽然中西医结合研究中会发现一些新内容，但是，这样的新内容并不足以形成一个新的学术范式。而第二种方式，不管人们的情感上有怎样的障碍，凡是现代医学取得的可靠研究成果，不论是医还是药，都不会与传统医学形式发生冲突，也都不可能整合到传统中医学体系中去。因此，中西医只有在保持各自独立的前提下统一起来，互相协作，互相渗透，互相资生，在共同进步中推进人类医学的发展，这才是中西医结合未来发展的可行途径。

第七节　中西医结合事业发展需要科学理性来推进

　　未来中西医结合的发展应该是世界性的事业，是全人类共同参与的事业。既然如此，那么，中西医结合成为开放性的实践活动就是必然的。自 1997 年第一次世界中西医结合会议举办以来，中西医结合事业就已经不再是只属于中国人的事业了，中西医结合发展为世界性的事业是具有现实可能性的。中西医结合事业发展需要世界各国的专家、学者共同参与，共同努力，需要集中世界各国的智慧和力量共谋发展。这又说明了把中西医结合作为开放性的事业是中西医结合事业客观发展要求决定的。中西医结合事业走向世界既是历史的必然，又是现实的要求。加强世界各国之间的广泛合作和交流是顺应中西医结合内在要求的。总而言之，中西医结合事业是面向世界、面向未来的，这符合客观规律的发展趋势。唯有开放、合作、交流才能促进中西医结合事业的蓬勃发展。

一、处理好中西医结合研究与国外结合医学研究的关系

国外结合医学研究是在 20 世纪 70 年代后期兴起的，因为当时的西医学在解决新的疾病问题时遇到了很多困难，加上"回归自然"的强烈愿望，使得人们迫切需要一种更加完善的医学。随着社会的发展进步，新问题不断出现，现代医学也不是一种最终的完美医学，它也期待着不断发展。现代医学的发展遇到了阻碍，需要增加新的内容，开辟新的路径。最可靠的途径就是继承传统医学，从中吸取有用的成分，与现代西医学结合，为未来医学的发展增加新内容。目前，美国的替代医学研究中心正朝着这个方向努力。

结合医学研究的本意是要把所有传统医学和当前的现代西医学结合起来，以此为基础，采用科学的方法进行研究，以期为未来的人类科学医学增加新的内容，进而解决新出现的医学问题。这是在继承传统的基础上求发展。它与中西医结合研究的目标指向是完全一致的，所不同的是后者只是结合了传统中医学，而前者结合的空间范围更大更广。因此，中西医结合研究实际上只是结合医学研究的一部分。人类科学医学的进步需要结合医学研究的发展，它自然包括了中西医结合研究的内容。这些发展都离不开全世界人们的共同努力，绝对不是某一个国家、某一些人可以完成的事情。所以，对于我国来讲，为了让中西医结合事业走向世界，我们需要与世界各国开展合

作、交流，还需要参与到世界结合医学研究的行列中来。只有这样，我们才真正在为人类科学医学的进步做贡献，也才真正为中医学的发展而努力。

二、正确认识传统中医学与人类科学医学的关系

医学是一门科学。既然是科学，那么它就应该具有普遍性、超越性。从这个意义上说，科学医学应该是超越地域的医学。有人认为，不同地域的人群存在差异，所以不同的地域允许存在不同的医学。按照这种逻辑，那么，人与人之间也有差异，是否说明针对每一个人也应该有一种专门的医学呢？客观上讲，尽管不同地域的人之间存在着这样那样的差别，但是，医学所要研究的内容是相同的。对于每一个体来说，可能在生命和疾病过程中，对诊治反应中会有个性的东西，但是，人类科学医学建立的目的就是要从这些个体差异中提炼出共性的内容，即生命和疾病的一般本质和规律。只有掌握了一般本质和规律，才能去认识和处理个体的医学具体问题。所以，医学不是关于个体的具体知识，而是关于群体的一般知识。

在历史上，世界各民族都曾有过自己独特的医学，但是随着历史发展，不同的医学都在不断统一融合，这就说明了医学正在不断实现自己的一元化。要建立一种世界性的医学，就得考察全人类所有人的生命和疾病的一般本质和规律。我们多年坚持的中西医结合思想中，政府一直强调建立中国特色的医学药学，中医药要现代化，这本身并没有错。正因为中国医药学是我国的本土医学，它根植于这片土地，具有其他国家没有的优势，所以国家才强调发展，强调现代化，只有这样，才能为

世界医学做出更大的贡献。但是，如果忽视对人类医学最普遍本质及规律的探索，往往会阻碍中西医结合事业的发展，甚至也会葬送中医事业。中西医结合研究应该从客观出发，实事求是，在客观事实基础上把实践和认识统一起来，从实践中产生认识，又从实践中检验和发展认识，这才是科学研究方法。

长期以来，构建统一新医学一直是支配中西医结合的基本思想。这些年来，我国中西医结合工作者一直在朝着这个目标努力，并做了大量的研究工作。尽管我国研究者们取得过一些成绩，但是，总的说来，这些研究工作大多偏向于采用现代科学方法对中医药理论和经验进行解释和验证，热衷于寻找它的现代医学根据和解释，缺少探索性研究和创新型成果。原因在哪里呢？因为我们不知道传统中医究竟能给人类科学医学提供什么。所以，在研究中医药的过程中存在着很多盲目性，导致研究出现低水平重复。

我们知道，所有医学都包括医学认识和医学实践两部分。医学认识部分是指对生命和疾病客观事实（包括自然呈现和实践产生的事实）的描述和理解。医学实践部分包括临床医疗活动及为了取得认识而展开的科学实验活动。中医学极其丰富的医学思想和临床经验具有巨大的开发价值。如果能借助当前先进的实践和认识工具对它进行深入研究，一定能给人类科学医学增加新的实践和认识内容。

传统中医理论认识，是古人依靠自然观察和哲学思辨加工后的产物，它不如现代医学注重结构的分析和具体作用靶点的确定，它的思维也不是寻找线性的因果关系，而是用抽象的系统象思维来研究生命和疾病规律。因而在疾病治疗上中西医完全不同，中医重视辨证，西医重视辨病。辨证论治是中医的诊疗技术，它在临床上具有很强的适用性，这一点对于西医而言很难做到。因为西医学是借助实证和逻辑来建构理论的，其临床治疗操作依赖这些认识而展开，因此，其临床治疗往往被限制在理论认识的范围内，一旦超出了这个认识范围，临床治疗将手足无措。对于疾病来说，当新疾病出现时，由于现代西医学对它一无所知，只能根据临床表现采取一般性治疗措施，其针对性治疗只能选择等待。直到把这个新病种的病因病理研究清楚了，针对性治疗才能发挥作用。实际上这种针对性治疗的等待总是消极的，并且在这个过程中很多生命会眼看着丧失，这是人类不希望看到的。不管我们如何去评价或怀疑中医的科学性，此时，中医的治疗方法是可以有所作为的，而且很多历史事实证明它是有效的。晋代医学家葛洪发明了用狂犬的脑浆防治狂犬病，疗效确切。现代研究证实，狂犬脑浆里有针对狂犬病毒的抗体，可葛洪当时并不知道，只是依据以毒攻毒的理论去做的。明代天花流行，医家们发明了人痘接种术来防治天花，疗效也是肯定的。现代研究证实，这属于免疫治疗，免疫为何物，当时并不知道。清代医学家叶天士用黄土汤和陈卤菜汁治疗瘟疫有效。现代研究证实，前者含有土霉素，后者含有青霉素，叶天士却只知道固护胃气和清热解毒。2003 年，中医温病理论在非典型肺炎（SARS）治疗中所做出的重要贡献，也说明了这一点。因此，在现代医学面临疾病无所作为时，中医却能给人们一种积极面对疾病的信心。在这种积极的作为下，我们就有可能创造奇迹，找到一种治疗疾病的有效方法。从另外一个角度来说，中医的疗效作为事实或结果，它又为现代医学研究提供了新的素材，从而为其增加新的内容，并且丰富了现代医学对此新疾病的认识内容。19世纪，破伤风和白喉疾病流行，人们面对此灾害束手无策，很多医家都开始寻找解决办法。一次，贝林和在同一家研究所工作的日本学者北里柴三郎在公园散步，当他们谈论起破伤风和白喉的防治问题，精通中医学的北里柴三郎说："中国古代医书上有一条医理，叫做'以毒攻毒'，我看它之所以一直沿用至今，必定是合乎科学的。我们能不能根据这条原理来预防和治疗疾病呢？"北里柴三郎的这番话对善于科学联想和思维的贝林产生了强烈的震动，他不断思考着"以毒攻毒"，突然兴奋地对北里柴三郎说："对！以毒攻毒！病毒、细菌既然能产生毒素，毒害人类和动物，那么就一定会有一种能攻毒的抗毒素。"做出这样的推理判断之后，贝林便开始运用细菌学和动物实验的方法研究和探寻抗毒素。经过上百次的艰苦实验，他在1889年德国医学会年会上，首次提出了"抗毒素免疫"新概念。尽管当时很多权威学者不认可这一"怪名词"，但是，作为医学新概念它被永久载入了教科书和医学史册。后来又经过三百多次实验研究，终于研制成功破伤风和白喉抗毒素血清。贝林的这一成果挽救了很多人的生命，他也从此成为免疫学尤其是血清疗法的第一人。

因此，对于中西医结合研究来讲，根据中医治疗方法在人或动物身上创造出的"疗效"事实，借助实证和逻辑进一步做出科学的理解和解释，就有可能给人类科学医学增加新内容。

第四章　中西医结合的未来

在中西医结合一百多年的发展过程中，中西医结合人士一直在思考和处理中西医的关系问题。今天，中医和西医处于怎样的关系中？面向未来，我们又该如何处理好中西医的关系呢？这个问题只有从中西医结合的历史解析中去寻找正确的答案。

第一节　中西医结合未来发展的方向

历史是连续的，过去、现在和将来之间并不是孤立的，因此，要展望未来，把握现在，就必须认真研究过去。只有从历史过程中吸取营养，才能更有利于促进现在和未来的发展。

一、中西医结合发展的历程

明代中后期，西方医学知识开始传入中国，一些传教士带来的西医药知识及对人体结构和生理功能的认识与中医具有极大的差异。当时一些开明中医，如方以智、汪昂、王宏翰、赵学敏、王清任等试图以强大的包容性把西医吸收到中医的体系中来，但是没有达到预期目的。

1840 年鸦片战争爆发后，在"中体西用"的思想指导下，中西医汇通学派产生出来。他们承认中医存在的价值和合理性，平等对待中医和西医，认为中西医知识可以互相解释印证，理论上能够相通。中医也在诊治上有效，自然也是科学的。他们以中医理论为主体，结合西医知识和西医方法进行中医创新，如构建新的中医学说、西药中药化，试图把西医知识纳入中医理论体系。在临床上中西医合治，中西药并用。他们主张中医要发展，必须结合西医，为传统中医增加新内容。为了融合中医和西医，两种医学需要沟通和对话。汇通时期的医家试图把西医用中医的语言来描述，进而实现中西医合二为一，结果只能做到中西医治疗上的协作或合作。

1919 年五四运动爆发，倡导科学民主、崇尚科学的热情深入人心。在这样的社会背景下，一些进步人士认为只有中医科学化才能解决传统中医的前途和命运问题。他们普遍认为，中医经验很可贵，主张用科学方式来研究中医。对于中医理论，一些人认为应该撷取与西医理论相合的内容，用科学方式进行阐释。在临床诊治上，他们主张中西两法合用，中医辨证和西医辨病结合。主张中医科学化的人士提出，要用西医体系来改造中医，承认经验可贵，但需要借助科学实验进行实证和解析。

新中国成立之初，中央政府制定的医疗卫生政策是"团结中西医"，"中医科学化，西医中国化"。中央政府积极鼓励和支持中医学习西医，以期实现中西医融合，构建中国的新医学。于是，各种现代科技手段、思想、理论都被运用到中医研究上来。1958 年，中西医结合发展方向、目标及路径已经明确被提出，中西医结合研究在中央政府的领导和支持下如火如荼地开展起来。1978 年，党的十一届三中全会做出了实行改革开放的重大决策。在开放自由的环境里中西医结合得到了充分发展。直至今天，我国中西医结合工作的基本方针政策未变，仍然坚持用现代科学方法研究中医药，实现中医药现代化。五十多年来，经过几代人的不懈努力，中西医结合取得了辉煌的成绩，成果丰硕。然而，目前的情况是，我们对中医理论似乎越来越生疏和不解，对中医的技术越来越怀疑和否定，对中医的文化越来越淡忘和少知。传统的中医去哪里了，统一的新医学在哪里？我们用世界通用的医学语言来解读了中医，实现了中医和西医的对话，结果人们越来越不理解中医，越来越怀疑中医。

二、中西医结合发展的思考

中西医结合发展了几十年，虽然在实践探索过程中我们得到了很多，明白了很多，但是同时我们也失去了很多，困惑了很多。中西医能否结合？中西医是否应该结合？未来的中西医结合究竟是什么样子？我们应该做些什么？怎样去做？这些问题不得不去思考。

中西医结合是必然的。从认识上来说，根据辩证唯物主义真理观，客观真理只能有一个，绝对不可能存在两个或多个。如果对某种确定的事物产生了多种理论认识，那么这些理论认识一定不全面不完善，需要不断地修改和发展。所以，我们需要把这些理论结合起来，保留其中合理的内容，剔除那些不合理的内容，使其融入到真理的海洋里。从实践上来说，认识来源于实践，中医和西医之所以认识不同，实践内容的差异是其中一个重要原因。这个差异的产生是有历史条件的。既然中医和西医的认识最终会结合统一，那么其实践内容也会结合统一。所以，从认识和实践内容上中医和西医必然会统一。

中西医结合的意义不在于用世界通用的现代医学语言来描述中医，而是要检验中医理论内容自身的合理性和科学性，提高临床治疗的效果。尽管当前传统中医和现代医学在疾病治疗上都有各自的优势，但是，两种医学治疗都有各自的局限，并且都面临着一些困惑。因为疾病太复杂了，在多因素、多环节、多条件下，用单一的线性思维考察因果关系显得有些力不从心，系统的模糊的整体思维往往存在着不精确性，所以，把中医和西医结合起来是非常有必要的。

我们开展中西医结合事业，不是为了取消中医或西化中医，而是为了能科学理性地继承中医，发展中医。从 1958 年以来，几十年的中医现代研究成果充分证明和肯定了传统中医存在合理的科学内容，当然中医也存在很多不合理的内容。因此，为了促进中医事业的发展，未来的中西医结合不应该是通过中医现代化把传统中医融合到现代医学体系，失掉中医自身的体系和语言，把中医用现代医学语言来解读描述，而应该是借助现代科技思想、方法和手段检验中医内容的科学性，保留合理内容，修改不合理内容，重建中医的科学理论体系，目的是为了科学合理地运用中医，提高临床疗效。中西医是两种完全不同的理论体系和临床操作体系，二者既不能在认识上通约，也很难在技术上融合。比如，中药丹参的功效主治，中西医论述不同，经过现代研究，人们发现丹参对心脏作用很好，于是提取有效成分，研制新剂型，这对于临床是有益的。但是，新药物的使用与中医本身并无关系。如果这就是发展中医，那么，可否理解为彻底放弃辨证论治，才能发展中医临床，因为它一定能取得优于传统辨证施治的治疗效果。事实果真如此吗？答案是否定的，这方面的证据太多。再者，如果中医没有可靠疗效，开展现代研究又要做什么。因此，中西医结合临床不应是中医失掉内容和形式与西医化合，而应该是两种医学的合作或协作。其目的是产生优于中医或西医单一疗法的治疗效果。

面对中西医结合发展的未来，我们该做些什么？有学者提出，首先要论证中医理论所阐述的生命和疾病现象的客观性，其次，要用实验方法阐明中医理论所述现象的规律性，最后，在前两类问题解决的基础上，用现代科学的语言和形式重新表述经典的理论，使之成为全世界医学界可以理解和接受的东西。中西医结合研究应从还原分析阶段转到与系统综合相结合

的研究道路上来，因此，对中医研究包括对经典理论的真伪检
验和论证以及对中医新的科学理论体系的全新探索。笔者非常
赞同这种说法。借助系统综合和逻辑论证，我们可以对中医理
论做出客观评价，并且能把中医合理的内容用科学的方法呈现
出来，将来随着还原分析和系统综合的深入研究，我们构建的
中医科学体系会不断得到修正和改进。

　　未来中西医结合的终极目标不是把中医体系融入西医体
系，而是创造出中西医融合统一的新医学体系，这也许才是建
国初期设想的未来的一个医。

第二节　中西医结合临床医疗发展的方向

　　中西医结合临床研究从汇通时期就已经开始了。民国著名
医学家张锡纯把石膏和阿司匹林合用治疗热病，取得了良好效
果。这种中西医临床结合形式是把中西药合用。主张中医科学
化的人士普遍认为，需要用科学方式来研究中医，临床治疗上
主张中西医两法合用，辨证与辨病相结合。建国初期，准确来
讲，1949～1958 年之间，中西医结合处于摸索阶段，其临床
医疗活动带有一定的尝试性，总体医疗水平提高不明显。1958
年至今，中西医结合医疗活动内容越来越丰富，医疗领域也越
来越宽，总体医疗水平得到了很大提高。从起初仅仅只是在某
几类疾病的中西药治疗结合，到现在几乎各科的疾病都采用过

中西医结合治疗，并且结合形式也多种多样。在肯定所取得成绩的同时，我们对中西医结合临床所面临的问题不得不进行思考。中西医结合临床研究的未来目标是什么？中西医两法能否结合运用，它们是协作关系还是融合关系？中西医结合临床研究的可行途径是什么？我们该如何去做？

一、中西医结合临床医疗研究的内容

中西医结合临床研究的形式尽管非常丰富，但是，就其思路方法而言，研究内容不外两大类。

一类内容是依靠临床经验将中医辨证与西医辨病相结合。在疾病治疗中，中西医各自独立发挥作用，两者共同协作，以求取得较好疗效。这种结合主要体现为中西医两法合用，即把中西医两种理论、技术综合运用于同一疾病的治疗，但两种医学间保持各自的独立性。之所以这么做，原因在于疾病是复杂多变的，单纯的中医治疗或西医治疗都会遇到解决不了的问题，在这种情况下，中西医在临床治疗上自然就需要结合起来。

通常有两种结合形式。一种是中西医两种诊治方法同时运用，即同时使用中西药，分别收效在疾病发展过程的某一阶段，采用中西医药物各自之所长，以消除相应的疾病症状，达到提高疗效的目的。尚天裕以中西医结合治疗骨折的成功案例能进一步说明这一点。他的成功之处就在于，把中西医两套诊治骨折的理论和技术结合起来，吸取中医手法复位沉、稳、巧、快的特点，吸取西医 X 线检查、麻醉有利于骨折对位对线准确的优点，取得了源于中西医，又高于中西医的治疗效果。这种临床结合通常有三个目的，即取长补短、药效协同作用及减少副作用和用药剂量。另一种是中西医诊治分段结合，即按发病过程中不同阶段的特征，选择中西医其中的一种方法进行治疗，以达到提高疗效的目的。这是从疾病的治疗全过程中把中西医诊治法有机结合起来。建国初期，吴咸中院士开展的中西医结合治疗急腹症研究充分体现这一思路。他对于急性肠梗阻提出了"四定"原则，即定证型、定病因病位、定可逆性与可复性、定标本缓急，根据这一原则，他把急性肠梗阻的治疗分为两类：一类是非手术的综合疗法，以中医中药治疗为主，必要时进行手术；另一类是早期手术治疗，手术后结合中医药治疗。

另一类内容是借助现代科学研究将中医辨证的灵活性限制在西医对病的认识上，这样就能实现微观辨病和宏观辨证的结合。在疾病治疗中，中医可能会部分或全部失去自身的独立性发挥作用，西医却始终保持独立性，中医失掉的内容已经融入西医之中。

通常有这样几种形式：第一种是采用中医独立辨证施治，借助西医对病的认识来检验疗效。第二种是采用"唯方唯药"的形式论治，即不进行中医辨证施治，而直接选用与西医确诊疾病对应的专方专药或其他中医特殊方法治疗。第三种是采用中西医结合诊断分型辨治，即通过寻找西医认识的某一类疾病的不同亚型，或某具体疾病的不同发展阶段，与中医证候类型之间的对应关系，从而限制或约束中医的辨证论治。第四种是宏观辨证与微观辨证相结合，实际上也是辨病与辨证结合的形式，即在中医辨证论治时结合西医对病的微观认识以及现代科研对中医药的微观解析成果进行考虑。

二、中西医结合临床医疗研究的思考

如果从汇通时期算起，中西医结合临床研究活动到现在该有一百多年历史了，这些年里，尽管中西医结合人士做了很多工作，但是，主导这些工作的思维方式不外两个方面：一是如何使中医和西医更好地协作来实现最佳疗效，二是如何让中医和西医更好地融合以提高中医辨证论治的精确性。如何看待这两种思维方式？中西医结合临床研究未来的思维方式应该怎样？要说清这些问题，需要从中西医结合临床研究的未来目标入手。试问一百多年来，人们开展中西医结合临床研究为了什么？为了取消中医？为了发展中医？其实临床研究的目的是为了更好地解决疾病问题，取得更佳的治疗效果。既然明确了这个目标，那么我们的任务就应该是研究如何把中医和西医两种诊治技术科学、合理、有效地结合起来实现这个目标。

前面所述的两种思维方式能否完成这个任务呢？第一种形式里，中医和西医在疾病治疗上的协作是有效的，它能完成中西医结合临床的研究任务，这从前面提及的事实中，无论是尚天裕诊治骨折，还是吴咸中诊治急腹症，二者的成功都很好地说明了这一点。

第二种形式里，我们用辨病来限制中医辨证施治的灵活性，试图提高它的针对性或者说精确性。这样的做法是否能完成任务？我们从中医本身来看，病和证的结合是否对发展中医有利，以及它是否一定能提高中医辨证本身的治疗效果，笔者不敢贸然下结论，毕竟这需要拿出证据来说明。但是，有件事实是可以确定的。如果中医辨证与西医辨病完全融合，那么可能会出现两种结果，一种是中药西药化，中医现代化，一种是西药中药化，西医中医化。目前，前一种结果占主流，后一种被少数人提倡。这两种结果对临床发展有何意义？就前一种结果来讲，中医中药的内容和形式已经改换成西医西药，中医的辨证论治技术已经舍弃，中医已经不复存在了。即便这样，与单纯的西医治疗技术相比，经过西医西药化改换后的中医中药并没有取得超越它的治疗效果。事实上，它也不可能做到。就第二种结果来说，基于对疾病线性因果关系进行考察，西医西药治疗本身已经靶向明确，很有针对性，并且西医学是建立在实验分析基础上的，这些都是中医所不具备的。传统中医只是一门经验医学，它的辨证论治技术不是依靠实验建立的，它的治疗靶点不如西医明确。既然如此，我们如何能够把西医西药改换成中医中药。再者，这样的改换能使我们取得超过单纯西医西药的治疗效果吗？答案显然是否定的。基于前面的分析，我们可以得出这样的结论：用西医辨病来限制中医辨证，试图实现两者的融合，这样的思维方式并不能完成中西医结合临床研究的任务，也实现不了未来目标。因此，中西医结合临床研究未来发展的途径并不是中西医融合，而是中西医协作，换句话说，中西医需要在保持自身独立性的前提下，实现二者最佳的协作。这个途径是可行的，它不仅对临床发展有利，对继承中医也是有利的。

确定了中西医结合临床研究的目标和可行途径，在具体的临床研究工作中我们考虑这样一些问题。第一，对一个确诊的具体疾病而言，中医和西医各自能够解决哪些问题。第二，要明确中医和西医治疗同一疾病的优劣长短，具体来讲，哪些问题西医能解决，中医不能解决，哪些问题西医不能解决，中医能解决，有些问题中西医都能解决，谁解决的效果较好，如果把两种医学结合运用能否取得更好的效果。第三，借助现代科学研究方法去分析中医和西医在解决同一疾病时存在优劣长短的原因，以及中西医结合解决某些问题取得优于单一医学的治疗效果的原因。第四，依据分析所得原因，或为西医增加新内容，或为中医增加新内容，总的来说，各自的发展为医学发展做出了贡献，临床疗效得到了提升。我们可以想象，中西医学按照这样的形式结合下去，最终两者必然在共同进步中走向统一，这正是建国初期我们所期待建立的"辨证唯物主义的一个医"。

第三节 中西医结合临床试验发展的方向

从新中国成立至今，中西医结合实验研究工作取得了很多可喜的成就，但是，面向未来中西医结合临床试验的发展，我们在研究思路和方法上也遇见了很多困惑，需要对过去的历史认真地思考和总结。笔者查阅了大量的中西医结合临床试验研究资料，从思路和方法学角度对其内容进行梳理分类，分析其研究思路中面临的困惑，进而深入探讨未来研究目标、途径问题。

一、中西医结合临床试验研究的内容

1949~1958 年，由于我国实验研究的主客观条件较差，绝大部分临床试验研究只是通过临床观察来确证疗效，或者做中西医疗效优劣比较，而在肯定疗效的基础上，借助动物实验方法探讨其科学机制的研究很少。可见到的一些动物实验研究大多是采用西医疾病模型展开的，其研究目的通常是为了检验或确认单味中药对某病的作用及疗效，或为其疗效提供某种程度上的证据支持。

1958 年之后，随着实验条件的逐渐改善，研究人员的专业素质不断提升，实验研究的水平也不断提高。中西医结合临床试验研究不再只是临床疗效观察，而是较以前内容丰富深刻得多，包括疗效产生机制的研究、病机的现代研究、诊断客观化标准化研究、治则治法研究等。从思路及方法学角度来看，这些临床研究试图通过实验方法来检验中医的疗效，并借助微观机制来说明它。既然中医治疗有效，那么作为指导临床的治则治法也应该具有科学依据，能够用现代科技进行解释。于是，治则治法方面的研究得到了许多人的青睐，以北京陈可冀的活血化瘀法和天津吴咸中的通腑攻下法研究影响力最广。

为了把中医和西医对疾病的认识对应起来，一些研究者开始了基于实验的中西医病理比照研究。比如有研究者探讨了肾虚与免疫、肺虚及水肿的关系，阐明"肾虚易感外邪"与免疫功能低下有关，肺失肃降、水道失调与水肿有关。在中国古代的医疗实践中，祖辈们不仅积累了丰富的治疗经验，还取得了一些有价值的感性认识，这些经验和认识一直有效地指导着中医的临床实践，因此，有人对它们的微观机制进行了实验研究。如"煨脓长肉"是中医治疗疮疡的一种有效的经验认识，既然有客观疗效，必然存在科学依据。20世纪90年代中期，天津中西医结合骨伤研究所对中医"煨脓长肉"的理论认识进行了实验研究，说明脓液对创口愈合具有重要临床意义。

中医临床诊断的过程中舌象和脉象提供的信息往往很重要，但是中医对它们只是借助肉眼观察从定性层面进行直观把握，并且经常会因为观察的遗漏和主观性出现描述上的偏差和失真，因此，同样的客观信息，不同的医生对它的实际接收程度和认识结果不同，这会导致诊察信息的失客观和失全面。由于中医辨证过程中依据的仅仅只是宏观信息，而这些信息在病体的释放是不稳定、不完整的，加之医生在辨证思维方面的个体差异，常常导致辨证的主观性和差异性。同一病人同样的表现，不同医生辨证不同，中医辨证究竟是否科学，有无统一标准？鉴于上述理由，很多人开始了诊断客观化、标准化和规范化研究。以舌象、脉象、证候的研究多见。

关于脉象的研究，有学者结合现代生理学，研究了动脉脉搏波的组成和意义，并对动脉脉搏波进行分析，阐述了常见脉象的生理学基础。关于舌象的研究，有学者研究了正常舌象的解剖生理学基础及几种病理舌象的病理生理学基础。除此之外，还有借用统计学方法，基于临床观察研究舌象和脉象者。在辨证方面，以证的研究为主，以某中医证型与微观病理指标的相关性研究多见，其研究目的是希望能为微观辨证提供证据支持。

二、中西医结合临床试验研究的思考

回顾中西医结合临床试验研究的整个历史过程，可以发现其研究目的主要有两个方面，一是试图借助西医学检验和证实中医药的疗效，二是试图通过中医和西医的沟通来解释或理解中医治疗的科学性，同时为中医宏观辨证施治提供微观的参考依据，实现宏观辨治与微观辨治的结合，提高临床疗效。这两个目的能否实现？它能给中医发展带来什么？我们知道，从过去到现在，很多临床事实都证明了中医辨证治疗的有效性。这个有效性单靠西医有限度的认识很难得到清楚说明，因为疾病是复杂的，存在多因素、多环节、多条件。例如，中医用清热解毒药治疗热性病有效，但是，现代研究证实这些清热解毒药并非都有对抗或抑制病原微生物的作用。所以，借助西医很难检验和证实中医药的疗效。另外，既然我们用中医的诊治技术在临床上取得了肯定疗效，为什么一定要用西医去检验和证实它呢？

中医和西医之间能否沟通对话是一个值得研究的课题。但是，如果我们用西医来解释或理解中医的科学性，那就已经承认了西医是唯一科学的，而中医的科学性不确定，只有与西医吻合才能证明它是科学的。但实际情况是，中医的疗效取得并没有采用西医的理论和技术，它也不能得到西医清楚、全面的说明。所以，用西医来解释或理解中医的科学性是很难做到的。

辨证论治是中医的诊治技术，它是依据对病人宏观疾病征象的理解进行治疗的，但是不同医生的主观理解会有差别，因此这种操作技术的准确性很难把握。微观辨证的引入能否提高中医辨证的准确性很难说，这需要足够的证据说明。然而，到目前为止，我们并没有找到某个证候的微观本质。事实上，即便我们找到了某证候对应的微观指标，如何根据它进行辨证论治呢？

　　这样的结论是否意味着中西医结合实验研究是无意义的呢？事实并非如此。在未来的中西医结合中，我们依然需要临床试验研究。但是，研究目的需要转变：一方面从中医治疗经验的有效性出发，借助现代科技方法进行研究，为西医学增加新内容，提高西医的诊疗技术水平，而不是为中医增加新内容和新技术；另一方面，针对具体疾病，合理评价中医和西医的疗效优劣及适用范围，为制订科学的中西医结合治疗方案提供理论依据，提高疾病的治疗效果，这是探讨中西医的合作方式，而不是把中医融合入西医。为了实现这样的终极目标，我们应该通过以下途径开展中西医结合工作：首先，针对西医认识的具体病种收集整理中医治疗的有效经验，然后，根据西医对某一种疾病的认识，选择不同的微观指标，从多维角度评价中医和西医的疗效优劣，借助实验方法分析其疗效优劣产生的原因，在分析中发现新知识，为西医增加新内容；最后，通过综合评价中西医对某一种疾病的疗效优劣以及适用范围，探讨中西医结合治疗的最佳方案。总的说来，通过这样的研究途径，我们既能为未来的医学增加新认识内容，同时，也能为未来的临床增添新的诊疗技术，提高疾病的治疗效果。这对于整个人类以及未来医学发展而言是一件有益的事情。

第四节　中西医结合基础实验研究的方向

　　中西医结合基础实验研究在 1949 年之前即已经开始了，尽管起初的研究内容只是局限在中药方面，但这已说明实验研究方法毕竟被引入到中医药研究中来。1949 年以后，特别是随着西学中运动发起，以及后来的中医现代化号召，中西医结合基础实验研究开始进入了快速发展时期。时至今天，其研究成果丰硕。但是，在看到这些成果的同时，研究者们也遇到了困惑和疑问。面向未来发展，我们仍有很多问题需要深入思考。

一、中西医结合基础实验研究的内容

　　民国时期，一些自欧美和日本留学回国的人员，如陈克恢、赵橘黄等开始了中药的现代实验研究。起初他们开展了中药化学研究，之后是中药药理研究，再后是临床药学研究。如 1923 年陈克恢与 Schmidt、Read 合作研究了中药当归和麻黄的药理作用，提取了有效成分麻黄素，在国际上引起轰动。除此之外，当时的北平研究院下设的药物研究所和生理研究所，都从事中药研究，中央卫生实验处下设的化学药物系也有药物研究室，开展过贝母、延胡索、常山等的研究。这是最早的中西医结合基础实验研究。

建国初期（1949～1958），由于主客观条件限制，基础理论实验研究开展较少。1958 年，毛泽东主席提出"要用西医的解剖刀来剖析中医，创建我国新医学"。当时很多人对中医疗效比较肯定，但是，对此疗效的解说总存在"说不清"的尴尬，于是，以西学中人员为主体的研究者们，从中医疗效出发，借助实验方法对中医的基础理论展开了研究。1958 年后，随着中医现代化口号提出，基础理论实验研究课题逐渐增多，研究层次水平也逐渐提高。

中西医理论研究的内容很丰富，主要体现在三个方面：其一，对中医医学理念或思想的实验研究。比如，作为中医特色之一的整体观，有很多研究者借助实验方法展开了研究，其中，以脏腑相关研究、内脏开窍的研究、体表经穴－脏腑相关研究为代表。另外，对阴阳学说的实验研究也很丰富，但有不同的偏重，有的着眼于寻找代表阴阳的对立物质，有的则注重从整体动态变化中阐明阴阳学说。这方面的课题通常是依靠证来进行研究的。以阴阳对立与统一的研究、阴阳转化和互根的研究、阴阳平衡的研究为代表。沈自尹教授开展了肾虚证的研究，他通过对肾阴虚和肾阳虚与尿 17－羟皮质类固醇变化的关系研究来说明阴阳变化微观本质。通过研究，他得出结论：肾阴肾阳之间的互根互用也是有其物质基础的。同时，他还发现"肾阳虚"患者的垂体与肾上腺皮质之间的稳态常被打破，有时表面看来是平衡的，其实处于低水平的平衡，因此提出"阴阳常阈调节论"。

其二，对中医学基础理论的实验研究。比如，中医的脏腑经络、气血理论、病因、病机、体质方面的描述比较宏观、抽象、模糊，有学者试图从微观角度进行解读。如1999年有学者采用环境造模方法建立动物模型，借助实验探索了湿邪所致病证的病理学基础，从而对外湿模型出现诸症的机理做出科学解释，为临床诊断湿证和判断祛湿方药的疗效提供客观指标。关于中医病机的研究，主要借助病理学的方法进行，通常有这样几种：①根据临床症状和西医学知识，结合西医的病理认识对中医病机进行解释。②从临床入手，以病人为对象，在西医辨病和中医辨证后，为了深化对病机的认识，对病人进行西医的化验检查，测量一些微观指标，探讨中医病机与微观指标的相关性，并进一步发展出微观辨证和影像辨证。③通过动物实验对中医病机进行研究。这种研究通常都是结合证和方药展开的，通过对它们的研究来反证病机。关于藏象，研究多从中医的异病同治开始。现代医学所称的不同病根据中医辨证可以采用相同治疗方法，既然如此，那么，有人设想不同的病之间一定存在共同的物质基础。正是基于这一点，研究者们展开了藏象专题研究，如肾虚、脾气虚、肾开窍于耳、肾主骨等方面的研究。关于气血理论的实验研究，国内主要运用分子生物学、生物物理学、量子力学、辐射场理论等多学科知识和技术，探讨气血实质。此外，还对各脏之气的功能、气和血的关系、气与免疫系统的关系等方面进行了研究。体质研究较多的是寒体、热体和燥体、湿体，其研究目的是阐明体质因素的病理意义，为中医辨质论治及改善国人膳食结构提供理论依据。

其三，对中医诊治疾病的原理进行实验研究。中医诊疗技术主要是辨证论治，既然它有效，那么所辨的证候就应该有科学根据，于是有学者对中医证候实质展开了实验研究。这方面的研究内容相当丰富，有阴虚证、阳虚证、气虚证、血虚证、气滞证、血瘀证，还有结合五脏确立的证候，如心气虚、肾阳虚等。如1979~1983年，上海内分泌研究所对肾虚的本质做了进一步探究，观察到雌二醇、睾酮及二者比值与肾虚有关。中医的主要治疗手段是方药和针灸，事实证明，它们在治疗疾病方面是有效的，既然有效，就应该有科学道理，于是有研究者对中药性味归经理论和针灸治病原理进行了实验研究。比如20世纪60年代侯灿就研究了寒、热的生理、药理作用，指出中药的寒性与退热、抗菌、免疫抑制作用有关，中药的热性多与兴奋作用或含有挥发油有关。针刺治病原理的研究从新中国成立之初就开始了，20世纪80年代以后，韩济生教授在此方面做出了重大贡献。

二、中西医结合基础实验研究的思考

中西医结合基础实验研究开展了这么多年，内容非常丰富，然而，我们的初衷是要实现中医现代化、科学化，可是现代化的中医在哪里，科学化的中医在哪里。再者，为了对中医的思想、理论和技术进行科学解读，我们展开了实验研究，可是，研究的结果并没有让中医的科学性得到很好说明，我们对中医的理解反而更困难，中医的内容和形式似乎随着现代研究在逐渐消亡。这样的研究难道开展错了，没有必要吗？

应该很肯定地说，中西医结合基础实验研究是很有必要的。一方面，我们通过研究发现了新的治疗药物、新的治疗方法、新的理论认识，尽管这些认识在内容和形式上与传统中医有很多不同，甚至完全不同，但是对现代临床治疗具有重要价值。比如，中药经过药理、药化实验研究后，我们提取药物成分，经过修饰合成，生产出了新药，这样的药物在使用时已经不需要依赖中医药理论，而需要依赖现代医学理论，并在临床上得到了广泛运用。北京医科大学韩济生院士对针刺镇痛展开的系列研究，虽然没有揭示出中医针刺依赖的经络、穴位的实质，但是弥补了现代医学在很多疾病治疗上的不足。上海沈自尹院士通过对肾阴、肾阳研究，发现"肾阳虚"患者的垂体与肾上腺皮质之间的稳态常被打破，有时表面看来是平衡的，其实处于低水平的平衡，他提出"阴阳常阈调节论"。这一理论对于我们临床治疗肾虚证具有重要指导意义。另一方面，尽管我们借助实验方法研究中医的基础理论，并没有对它给出全面、清楚的阐释或理解（事实上很难做到），但是，从具体的研究结果中已经可以看出中医的合理性和科学性。比如，对中医整体观和阴阳对立思想的实验研究，尽管很多人认为这样的研究不能成立，因为实验只能针对具体的对象进行研究，不能对抽象的哲学思想进行研究，但事实上把哲学思想置于具体事物上是可以研究的，其研究的意义在于在具体的研究中检验了这种哲学思想的合理性。以中医阴阳观为例，尽管研究者们不能对阴阳观给出一个明确的具体说明，但是通过研究发现，在人体的确存在物质之间的对立和统一关系。同样，对整体观的研究也说明在人体各部分结构功能之间存在密切的网络关系。此外，还有中医的气血、病因、病机、证候、药物性味的研究，尽管所得结论有些经不起推敲和验证，但是，这样的研究本身也证实了中医理论概念的模糊性特点。比如湖北张六通采用环境造模方法对湿邪致病机理进行研究，尽管其研究结果并不能说明湿邪究竟是什么，如何导致疾病的发生，但是，他的研究能说明潮湿环境因素对模型动物产生了怎样的影响，以及是怎样影响机体的。结合具体方证开展的病机研究，虽不能揭示中医病机的微观内涵，但是，它能检验某具体方药对某病证疗效的相对可靠性，同时还能揭示具体方药的作用机制。中医证候所包含的症状体征是客观存在的，借助实验研究能否对证候给出微观解释，这还需要足够的证据，还要付出巨大的努力。但是，且不说这样的研究能否实现，如果对证候能够做出微观解释，那么中医的辨证论治又如何得到运用。如果抛弃了中医的诊疗技术，这又意味着什么？

　　既然我们在临床上看到了中医的肯定疗效，也承认它的合理性、科学性，那么我们就应该继承并发展它。如果认为只有用西医来解读和解释中医，才能达到这样的目的，似乎很荒谬。因为事实已经证明，西医无法解读中医，中医和西医融合的结果只会使中医消亡，同时它对未来医学发展不会做出什么贡献。那么，面对未来医学发展，我们开展中西医结合基础实验研究目的是什么？如何开展今后的研究工作？通过前面的分析，我们认为，未来中西医结合基础实验研究的目的应该有两个方面：一是借助实验研究检验中医理论的合理性、科学性，构建未来科学的中医理论体系，提高指导临床的实用价值。二是借助实验研究为西医学增加新内容，包括新理念、新认识、新技术，从而提高现代医学诊治技术水平。为了实现这个目标，今后的研究工作可以从以下两个方面进行：第一步，借助实证和逻辑从传统中医药伟大宝库里挖掘出合理的科学内容，用现代的逻辑和语言进行描述，构建科学的中医理论体系；第二步，根据西医在某一领域保健或疾病研究的现状，选择当前遇到的科研或临床难题，结合中医的思想、理论和技术展开研究，以解决此难题为目标，促进现代医学发展。试想，如果我们能做到这两点，那么中医和西医都能得到不断发展，临床医疗水平不断得到提高，这不正是我们开展中西医结合研究所追求的目标吗？

第五节　中西医理论比照研究对未来的启示

在对中西医结合文献资料进行整理的过程中，笔者注意到了一种特殊的文献研究现象，即中西医理论比照研究。这种研究把西医的医学理论与中医的理论进行比较对照，不需要采用实验方法，而是借助文献学的方法进行的。这种现象从中西医汇通之前就已经存在，1949 年以后的中西医结合研究中也经常可以见到。这种现象是由一些人的研究行为构成的。其研究目的是什么？它最终给中医发展带来什么？在未来的中西医结合理论研究中，这种现象应不应该存在？我们应该怎么样正确看待它？

一、中西医理论比照研究现象概述

自从西方医学被传教士引入中国，并引起国内医生注意以来，一些开明之士就开始尝试着将中医理论和西医理论进行比照。如王宏翰在其所著的《医学原始》中，采用西医学的"四体液学说"（即所说的"四元质""四元行"）与中医的阴阳学说和脏腑学说相融汇，构造了"太极元行说"和"命门元神说"。后来的中西医汇通派和主张中医科学化的人士都主张中西医比照研究，但是又各有分别。

新中国成立后的中西医结合理论研究中也不乏这种现象。如 1950 年《新华医药》连载了金寿山著的《伤寒实用节要》，此书是当时国医训练所的讲义。书中对《伤寒论》的内容就做了现代医学诠释。1953 年任应秋先生所著的《中医治疗新评价》，在支气管哮喘一节，对小青龙治疗作用机制的解释，以及 1955 年陆闻鸿撰文对《伤寒论》中八个姜附方剂的作用机制的描述，这些都采用了现代医学进行比照说明。之后，随着中医现代化研究全面展开，曾经出现了很多新理论、新概念，如沈自尹提出生理性肾虚、隐潜性证、微观辨证，王今达提出急性虚证、菌毒并治，张绍英提出急瘀证，张瑞祥提出高原血瘀证，赖世隆提出血瘀证临界状态，孟仲法提出小儿感染后脾虚综合征，还有南开医院吴咸中在中西医结合诊治阑尾炎中提出郁热期阑尾炎、蕴热期阑尾炎、毒热期阑尾炎等概念，中国医学科学院张锡钧教授提出"皮层－内脏－经络"概念，戴豪良提出"应变、应变体"以及"诊病析态的临床诊治原则"等概念。这些概念和理论也都是中西医比照研究的结果。

二、中西医理论比照研究现象的解析

透过这些现象，我们需要深入研究它的本质，因为只有这样，我们才能对这种现象有一个清晰的认识，并能给予合理的评价。我们需要探求这种现象出现的原因，弄清楚这种研究活动的目的及其实现的可能性。

西方医学传入中国之初，中国人对它是不屑一顾，甚至有些抵触。一些思想比较开放的医生接受并介绍了西方医学，王宏翰还将西医和中医进行了比照，并提出了新的学说。这样的做法最初或许只是为了体现中医的超强包容性，希望通过中西医比照研究为中医增加新的内容。中西医汇通学派和主张中医科学化的人士都主张进行中西医学理论的比照，前者的目的是希望把两种医学理论互相解释、印证，以求二者在认识上相通，从而证明中医和西医其实阐述的内容一样，只是表述形式有所不同，后者基于中医理论不明确、不可靠、不科学，只是经验很可贵，主张用科学方式来研究中医，撷取其中合理的理论认识。他们希望以西医为模版来改造中医的内容和形式，寻求与西医相吻合的理论内容和形式。事实证明，前者的做法是徒劳的，毫无根据的牵强比照并不能为中医证明什么。

在新中国成立初期的理论研究中，医学家们试图通过中西医理论的比照，实现中医与西医的沟通和对话，一方面希望通过这种方式能更好地理解中医，另一方面希望能够更好地运用中医。中医的临床疗效是有目共睹的，但是，中医理论的科学性一直被人怀疑，原因是它不如西医说得明确具体，缺乏客观事实依据。于是，一些人就试图结合西医学把中医理论翻译为现代医学理论，这种做法在当时很快盛行起来。当然相同的行为背后不一定拥有相同的目的。一些人这样做完全是为了用现代医学来改造传统中医理论，而另外有一些人则是为了通过这种方式来说明中医理论如西医一样也是科学的。前者是中医科学化的延续，而后者则是中西医汇通观念的遗留。中医既然有肯定疗效，是否就一定要用西医语言来描述才能说清楚，况且现有的西医也未必能说清楚。即便完全实现了中医与西医的沟通对话，中医要想取得肯定疗效还得回到传统的辨证论治。再者，中医和西医是两个不同的体系，如果用西医能解释和说明中医，那么中医在解释和说明中也就消失了。

中医现代化研究过程中出现的新概念，是中西医比照研究的产物，这些新概念的出现正好体现出了两种医学理论的认识差异。比如，生理性肾虚由生理和肾虚两个概念组成。生理是西医学概念，它是对正常生命活动本质的概括。它与病理相对，病理是对疾病本质的概括。肾虚是中医的概念，它是对一系列特殊的症状、体征组合的概括。老年人自然衰老过程中经常会出现一些虚弱的症状，这些症状的出现是人体体质自然衰老的结果，不是疾病导致，因此，西医称它为生理性表现。肾虚是中医对这些衰老症状的概括，它描述的是一种体质状态，并不是指病理状态。由此可见，生理性现象和肾虚正是西医和中医对同一现象理解的差异。

在中医现代化研究中，我们可以认识到很多中西医学的差异，这些差异往往能反映出两种医学各自的优劣长短，由此，我们就可以基于优势整合的考虑将二者结合起来，这对于中医和西医都是有益的，都是在原有基础上的发展。如生理性肾虚的概念，一方面提示衰老是一种生理性自然现象，不要期望可以像疾病一样治愈，另一方面告诉我们，可以从肾虚体质去调养，可以延缓衰老，提高生活质量。

三、中西医理论比照研究的讨论

根据前文的分析我们可以看到，不同时期带着不同目的开展中西医理论比照研究，但是很多目的都是不能实现的，唯有中医现代化以后，新概念的提出才是有意义的，它的意义在于探索了一种中西医结合防治的方案，但是试图以这种新概念为中医增加新的理论内容，那是徒劳无益的。比如王今达提出的菌毒并治概念，中医有"毒"的概念，这个"菌"的概念将如何加进中医理论体系。再说，沈自尹提出的生理性肾虚概念，肾虚在中医理论里本不属于生理范畴，如何把生理性肾虚添加到中医里去。当然，如果承认中医具有科学性和合理性，中医有存在的必要，那么试图用现代医学去解释和翻译中医，甚至以此来指导临床，就是多余的。

我们并不反对中医的现代化研究，相反，我们还觉得很有必要。中医要走向现代化，并非一定要经过西医化改造，而是要根据未来医学发展的要求促进中医自身内容和形式的发展，使它能更好地满足当前以至未来的临床需求，这才是真正意义上的中医现代化。因此，我们采用现代哲学、科学、技术方法和手段来研究中医，不是为了彻底改造它，让它与西医融合，而是为了检验中医理论的合理性，提取其中合理内容，修正不合理内容，进而构建科学的中医理论体系。所谓科学的理论体系是指这种理论能合理有效地指导临床实践。因此，在未来的中西医结合理论研究中，我们认为这种理论比照研究仍然应该存在，但是研究目的需要改变，即构建中医科学的理论体系，确立某些疾病的中西医结合最佳治疗方案。

为了建构中医科学的理论体系，未来中西医结合理论比照研究应该这样开展：首先，我们需要在中西医结合现代化研究成果基础上去检验和梳理出中医理论的合理内容与不合理内容。对于合理内容，我们要根据临床需求把它继承下来。对于不合理的内容，结合中西医理论比照研究，要进行更正修改，提出合理的内容。其次，要借助现代逻辑把这些合理内容组织起来，构建出新的中医理论体系，使它能有效地指导临床实践。最后，在中西医理论比照研究中，发现针对某些具体疾病的中西医结合治疗方案。比如，通过对感染中毒性休克发病机理的研究，结合多年临床经验积累，有学者认识到西医抗菌药物杀菌抑菌的病原疗法难以解决其内毒素中毒性损害问题，然而很多清热解毒中药具有抗毒解毒作用，于是，他们提出在运用抗菌药物杀菌抑菌疗法同时，应用清热解毒中药抗毒解毒，并称这种联合疗法为菌毒并治。这就是针对感染中毒性休克的中西医结合治疗方案。

第五章　中西医结合研究思路和
方法的探索与实践

　　在前面章节中，笔者对中西医结合研究内容从思路和方法学角度进行了详细分析，提出其主要有两类内容，一是依靠临床经验将中医辨证和西医辨病相结合，二是借助现代科学研究将中医辨证的灵活性限制在西医对病的认识上，实现微观辨病和宏观辨证的结合。从中西医结合临床研究的目标、任务、可行途径、具体工作几方面对其未来发展的相关问题做了深入分析，得出这样的结论：用西医辨病来限制中医辨证，试图实现两者的融合，这样的思维方式并不能完成中西医结合临床医疗研究的任务，也不能达到未来目标。因此，中西医结合临床研究发展的途径并不是中西医融合，而是中西医协作，换句话说，中西医需要在保持自身独立性的前提下，实现二者最佳的协作形式。这个途径是可行的，它不仅对临床发展有利，对继承中医也是有利的。对于中西医结合临床试验研究来说，我们的目标不是去检验传统中医的科学性、合理性，试图为传统中医增加新内容，而是要借助现代科学研究手段，为现代医学增加新内容，从而为人类医学进步做贡献，为中国建立统一的新医学体系做贡献。

第一节　中西医结合临床试验
研究的探索与实践

　　未来的中西医临床试验研究必须以辩证唯物主义理论作为指导思想，这就要求我们必须从客观事实出发展开研究，借助实证和逻辑来构建理论认识，从而为现代医学增加新内容，促进人类医学的发展。关于未来中西医结合临床试验研究的具体思路和方法，笔者在前文已有阐明，在此不再赘述。

　　传统中医要想科学地发展，必须借助现代医学的方法、技术和手段，这是许多中西医结合研究者们的共识。对于中医的有效治疗经验来说，借助现代化的工具研究之后，我们能从经验中找出科学机制和规律，这对于我们更好地认识、把握和运用治疗经验是有益的，同时，通过研究我们还可能发现新的知识，为现代西医学增加新的内容，这是一件非常有意义的事情。但是，这些年来，有相当数量的中医研究项目不尽如人意，许多研究成果缺少探索性和创新性，对于现代医学的发展贡献甚微。

一、一个具体科研案例引发的思考

　　传统中医经历了漫长的临床实践探索，积累了丰富的有效治病经验，这已是不争的事实。就科学研究而言，既然治病经验具有有效性，那么经验背后就一定存在科学道理，因此，对传统中医的有效治疗经验进行现代研究是有必要的。然而，我们究竟应该怎么样去展开这项研究，我们研究的最终目的是什么，对中医治病经验的有效性，以现代医学方法和手段求证和解析，究竟有何现实意义，为了说明这些问题，我们首先来看一个成功的科学研究案例，从这个研究案例我们可以得到很多启示。这个研究案例就是由张亭栋教授和陈竺教授合作开展的"癌灵1号"研究。

根据查得的相关文献资料，笔者把他们的研究思路总结如下。大家知道，砒霜历来被看做毒物，很少有人会把它作为治病药物。但是，中医治病有时会根据"以毒攻毒"的思想，选择砒霜这样的药物来治疗疾病。白血病人的治疗在临床上是很棘手的，一些有经验的中医生在运用砒霜进行治疗中积累了成功经验，取得了很好疗效。但是，这种疗效是否可靠呢？如果这个经验确实可靠，那么它就可以推广，如果不可靠，我们就无法在临床上正确运用它。但是，仅仅通过实践经验本身，我们并不能回答这样的问题，唯有借助科学研究才能对其疗效的确定性做出判定，因此，必须首先确认砒霜的运用与治疗白血病有效两者之间是否存在必然联系。为了确认这一点，研究者把治疗白血病有效的中药处方（砒石、蟾酥、轻粉）拆分成两部分，即癌灵1号方（砒石、轻粉）和癌灵2号方（砒石、蟾酥）。需要说明一点，在此之前虽然认为这种治病经验是有效的，但是，它的有效性只是体现在小样本的个案上，而不具有普遍适用性。因此，接下来，研究者们需要通过大样本的临床观察来确认拆分后的两组方的疗效。通过大样本的数理统计分析，研究者确定了两组拆方的疗效确切，这实际上把原先个别的不确定的有效治疗经验变得确定化、普适化。既然确认了两组拆方都有疗效，那么它们必然存在共同的有效物质基础。通过长期的临床疗效观察和药物筛选，研究者最终发现了治疗白血病的有效物质——砒石。我们知道，砒石升华后就变成了砒霜，那么砒霜中治疗白血病的有效物质又会是什么呢？通过查找文献，研究者发现，砒霜的主要成分是三氧化二砷。这是否就是治疗白血病的有效成分呢？研究者通过对这一物质成分进行大样本临床疗效观察后开展了实验研究，证实了三氧化二砷这种物质对白血病治疗的确切疗效，然而，它是通过什么作用机制产生治疗效果的呢？为了解答这一问题，研究者从细胞、分子、基因等不同水平对这一有效物质成分的作用机制展开了实验研究，从不同层次揭示出了它的科学机制。通过现代科学手段和方法，他们最终研发出了治疗白血病的有效药物。

文献显示，白血病在当时是一个难治病、急重病。这样的研究成果，对于维护人类健康来讲，自然意义重大。因此，美国著名医学杂志《Blood》《Science》称此项研究成果为"令人震惊的成果"。

从这个具体的研究案例中，我们能得到什么呢？笔者认为有如下几方面的启示：

启示一：传统中医的有效治病经验对于现代医学来讲，具有重大的研究价值。

启示二：传统中医的有效治病经验必须经过以现代科学手段、方法开展的实验研究才能为现代医学做出应有贡献。

启示三：传统中医的治病经验的有效性仅仅满足于个别化的小样本，它必须经过大样本的临床观察和数理统计分析后，才能变成具有普遍有效性的治病经验。这是对传统中医药治疗经验开展现代实验研究的重要前提。

启示四：对传统中医的治病经验的实验研究应该以有效经验方作为突破口。通过方药拆分和药物筛选，我们能找出药物与疗效之间的必然联系，然后，进行微观研究，分离和提取有效药物中的有效物质成分。接着从不同水平和层次展开实验研究，揭示有效成分治疗疾病的微观作用机制。如此，传统的经验认识才能上升为现代的科学认识，进而为现代医学增加新的内容。

启示五：传统中医治病经验的有效性本身具有很大的偶然性和不确定性，因此，在运用这些经验时常常存在很多困难。只有通过现代研究，传统中医的经验性的治病技术才能变成现代的医疗技术，同时产生现代的医学认识，如此，我们才能更好地掌握和运用这些有效的治病经验。

总的说来，此案例所从事的研究是针对临床实际存在的医疗问题展开的。对传统中医的有效治病经验采用现代科学手段、方法进行研究，从而将传统中医的经验认识和诊疗技术变成了现代医学的科学认识和诊疗技术，这是其研究的出发点，也是最终目的。

事实证明，传统中医诊疗技术的有效性是毋庸置疑的，但是，在今后中西医合作的医疗形势下，传统中医不仅自身要发展，它还要为现代医学发展做出应有的贡献。就前者来说，中医需要使自身的理论内容和形式更加科学化，提高中医诊疗技术的有效性。就后者而言，传统中医还要为现代医学增加新内容。这个新内容从何而来？直接把传统中医的认识内容加入西医体系是行不通的。中医的临床实践内容与现代医学的实践内容是不相容的，但是这部分内容借助现代医学的方法、技术和手段进行研究后，它就可以融入现代医学之中，从而为后者增加新内容，这是许多中西医结合研究者们达成的共识，原因是对于中医的有效治疗经验借助现代科学研究之后，我们能从经验中找出科学机制和规律，这对于我们更好地认识、把握和运用这些治疗经验大有益处。此外，通过这种科学研究我们还可能发现新的医学知识，从而为现代医学增加新的内容，这具有非常重要的现实意义。这些年来，大多数的中医现代化研究项目是非常成功的，许多研究成果具有探索性和创新性，为现代医学的临床发展做出了应有贡献。比如，通过对感染中毒性休克发病机理的研究，学者们探索出菌毒并治的方法，这就是针对感染中毒性休克的中西医结合治疗方案。此外，青蒿素提取的意义不仅在于发现了一种治疗疟疾的新药，而在于我们深入认识了中药青蒿截疟的经验，并能够在临床上更好地运用它。

随着科学研究的不断深入，我们将会看到这样的事实：随着中医现代化研究的不断深入，人们将会更加深刻地感受到传统中医治病经验的宝贵，并逐渐肯定中医的价值。因为前者已经为后者做了很好的检验和证明。今后，对传统中医诊疗技术的把握，不再仅仅依赖经验认识，还会结合现代研究成果，其治疗效果将会得到很大提升。这或许正是我们提倡中医现代化研究所期待的结果。

第二节　中西医结合临床医疗研究的探索与实践

关于中西医结合临床研究的目标和途径，在前面笔者已经做了详细论述，并提出中西医临床结合应该采取协作的形式，究竟如何科学有效协作，笔者想结合在临床研究方面做的工作谈谈自己的一些认识。

一、中西药组合运用中需要考虑的几个问题

近年来，中西医结合工作取得了长足发展，特别是中西药合用治疗临床疾病的方案，得到了广泛的推广。然而，中西医结合用药研究方法中，缺乏多种组合的对照研究，导致临床无法取得最佳的治疗效果，甚至由于中西药组合的随意性而带来

了很多问题，对病人造成了巨大损失。比如中医治疗动脉硬化病有着丰富的临床经验，常用的活血化瘀中药有丹参、川芎、红花、水蛭、葛根、三七等及其中药制剂。临床上也经常选择西药和不同的活血化瘀中药制剂组合治疗动脉硬化病，多能取得良好的治疗效果。目前临床上采用中西药组合对动脉硬化病进行抗栓治疗的方案很普遍，相关的基础研究也比较多，从研究结果来看，这些方案似乎都可行，然而临床实际情况却不是这样，存在中药和西药随意组合运用的现象。中药和西药究竟应该怎样进行组合才能既达到最佳的疗效，又能够保证安全性，这是当前临床上亟待解决的问题。

（一）中西药组合运用时必须考虑到用药的安全性

中药和西药虽然都能治疗某一种疾病，并且分开运用时对人体来讲都是安全的，但是，两种药物组合运用时就会发生反应，产生不良反应的可能性是存在的。因此，在将中药和西药组合运用之前必须通过查阅文献或做实验来确证两种药物之间不会发生毒性反应。但是，从临床实际情况来看，有很多医生忽略了这一点，想当然地把中西药组合运用，比如医生给病人开出中成药和西药一起口服，或者一边吃着中药汤剂，一边静滴西药，其结果可想而知。此外，病人往往基于"中医治本、西医治标"的考虑，自己主动购买或要求医生开出中药和西药。笔者认为，这种做法是不理性的。总的说来，用药安全性问题是中西药组合运用之前需要慎重考虑和论证的。

（二）中西药组合运用时必须考虑疗效的相互影响

临床上针对某一疾病，单用中药或西药也许都有效，或者中药效果比西药好，或者西药效果比中药优，我们把中药和西药组合运用的目的是要产生大于任何其中一种药的药效或两种药药效的简单叠加。这是我们的医疗希望。但是，实际情况又是怎样呢？实际效果能不能达到这一理想状态呢？如果不加分析地随意将中药和西药组合运用于某种疾病的治疗，结果可能会出现三种：一种是产生的效果大于任何其中一种药的药效或两种药药效的简单叠加（这是我们期待的结果），一种是产生的效果小于其中任何一种药物独立运用的效果，一种是产生的效果等于其中某一种药物独立运用的效果。这三种结果说明什么？笔者认为，它说明组合运用的中药和西药在产生的药物作用上可能发生协同作用，药效加强，也可能发生拮抗作用，药效减弱，还可能不发生作用，即两种药物组合运用的效果和其中一种药物独立运用的效果是等同的。因此，从节约治病成本、提高治病效果来看，疗效的相互影响是中西药组合运用时需要认真对待的。

（三）中西药组合运用时必须考虑到疾病治疗的特殊性

疾病治疗的特殊性是指每一种疾病的治疗都应该有它自己最适合的方案。即便是用中西药组合进行治疗，组合运用的形式需要根据不同疾病病情而定。有的疾病，在治疗过程中中药和西药通常是一起运用于某一阶段，而有的疾病则需要把中药和西药根据治疗需要运用于不同阶段。比如，在临床上，对于一些需要手术的疾病，手术前采用西药治疗，保证手术顺利完成，手术之后可以采用中药调理，以促进恢复。这样就给临床医生运用中西药组合提出了要求，即一定要提前弄清所治疗疾病的病情特点以及治疗的特点，从而确定中西药组合运用的最佳形式，这对我们提高疾病整个过程的治疗效果来讲具有重要意义。当然，要准确地做出抉择和判断，需要医生对中药和西药治疗某具体疾病的优势和劣势、长处和短处有清楚的认识和把握。

（四）中西药组合运用时必须考虑到药物的用量比例

就某一具体疾病而言，组合运用的中药和西药如果具有协同作用，特别是把二者同时运用于某一疾病阶段治疗时，药物用量比例问题不得不认真考虑。我们知道，疾病的病因病理是复杂的，尤其是病理往往是多环节的，正是因为如此，单纯用中药或西药治疗效果不够理想，而把中药和西药结合运用则能产生大于二者疗效的简单叠加。这说明中药和西药可能通过不同的病理环节产生治疗作用。关于这一点，目前的很多研究成果都可作为证据支持。然而，疾病的病理环节并不是孤立的，而是相互联系的，所以中药和西药虽然作用于不同病理环节，但是二者的作用效应是有联系的。既然如此，为了使两者相互配合发生作用，以达到最佳治疗效果，对两者用药比例的研究是很有必要的。

（五）中西药组合运用时必须考虑到病和证的关系

这里所说的病是指借助西医诊断的疾病，证是指借助中医对疾病某阶段症状、体征本质的概括。就本质而言，疾病的本质是贯穿于治疗全过程的，而证候的本质只是疾病某一阶段出现的，因此，证候的本质离不开疾病的本质。在治疗的过程中，针对疾病本质的治疗需要贯彻到底，通常不变，而针对证候本质的治疗则依据病情变化而变动。对于中西药组合运用而言，如果结合运用形式是分阶段的，那么不论是中药还是西药，一定要分清哪些治疗是针对疾病本质的，哪些治疗是针对证候本质的。充分考虑之后，才能决定如何组合运用好中药和西药。比如，有的疾病西药治疗是需要贯彻治疗全过程的，而中药则根据疾病证候本质的变化而配合运用。

二、关于中西药组合运用方案评价体系构建的设想

中西药组合运用是目前国内中西医结合临床医疗形式的一种，它是把中西药在各自理论的指导下共同运用于临床。这通常有两种情况：一种情况是在疾病发展过程中的某一阶段同时运用中西药；另一种情况是中西药治疗运用分段结合，即按照疾病发生过程中不同阶段的特征，选择中药或西药进行治疗，以达到提高疗效的目的。这种中西药组合运用的形式早在中西医汇通时期就出现过，汇通大家张锡纯就尝试过以石膏与阿斯匹林治疗热病。新中国成立初期，中南同济医学院报道，用中药槟榔与西药阿的平联合治疗牛绦虫病，通过临床对照研究证实，中西药联用的疗效优于单一药物。直到今日，这种中西药组合运用的形式依旧广泛运用于临床。然而，中西药能否随意

组合运用，针对一种具体疾病来讲，哪些中药和西药可以或应该组合运用，这些中药和西药如何结合运用才能取得最佳疗效，都是临床要考虑的。

（一）中西药组合运用方案评价体系构建的必要性

临床调研发现，当前临床上中西药组合运用很普遍，但是存在随意组合的现象。比如有些医生一边给病人打着点滴，一边让病人吃着中药汤；一些医生在门诊给病人开出中成药和西药，告诉病人两种药一起吃可以标本兼顾，如此等等的做法在今日临床并不少见，然而，必须要考虑这种中西药组合运用是否合理。中药和西药一起运用，从情理上讲，本身并没什么问题，因为两种药物治疗疾病各有优劣，应该结合运用以互补长短。大家知道，不管中药和西药，它们治疗疾病的科学机制都是通过药物的有效成分作用于疾病的原因和病理环节。这种作用通常有两种情况：一种情况是药物的成分能够消除疾病的病因，纠正病理改变；另一种情况是药物的成分不仅不能消除病因，纠正病理改变，有时还能促进疾病恶化，甚至增加新的病因和病理环节。对于中药或西药来讲，如果它治疗疾病有效，那么它肯定属于第一种情况。但是，单一种药物有效，中西药组合运用就不一定有效。这需要考察两种药物之间的关系，以及两种药物对同一疾病作用之间的关系。中药和西药组合治疗疾病的效果通常有三种情况：第一，中西药合用的过程中，二者之间无相互作用，二者通过各自药物的成分作用于不同的病因和病理环节，其治疗的总效果等于两药独立作用的效果之和。第二，两药组合运用过程中，中西药之间发生协同作用，或者两者之间发生作用产生了新的有效物质，取得了更好疗效，或者两种药在对疾病治疗的过程中虽然可能作用于相同抑或不同的病因和病理环节，但是二者的作用是协同的、互助的、配合的，其治疗的总效果大于单一药物作用的效果。第三，两种药物组合运用的过程中，它们之间发生拮抗或抵消作用，这种情况很复杂。有时，两种药物相互作用产生对疾病治疗不利的物质，或者产生对机体不利的物质；有时两种药物对疾病的治疗作用之间相互拮抗或抵消，即两种药物单用时可能有效或效果更好，但是，两药联用时治疗效果减弱到不如单一运用任何一种药物，或者治疗效果消失。基于前面的分析，我们可以得出这样的结论：中西药的组合运用是不能随意的，它们应该按照科学的固有规律有机结合运用，这样才能在疾病治疗中既保护机体，又能取得最佳治疗效果。因此，笔者认为构建中西药组合运用方案评价体系是很有必要的。

（二）中西药组合运用方案评价体系构建的设想

针对某一种具体的疾病来说，如何选择合理的最佳中西药组合运用治疗方案呢？结合笔者近些年所从事的科研实践，我们想谈谈自己的一些想法。

第一步，笔者认为应该针对某一具体疾病需要组合运用的中西药做药物安全性检测和临床疗效评价。这里，药物安全性检测包括中药或西药对机体安全性的检测以及两种药组合运用时对机体安全性的检测。临床疗效评价主要指两种药物对某一疾病的各自的治疗效果进行评价。因此，这一步筛选出的药物一定是既安全又有效的药物。

第二步，对西药治疗某病的机制进行明确。因为西药的成分比较单一，其治疗机制容易研究。中药除了一些注射针剂以外，成分结构复杂，不易研究清楚。因此，在中西药组合运用之前弄清西药的治病机制是有必要，并且可行的。对中药而言，根据其临床治疗效果，需要将其区分为治病的中药和治证的中药。所谓治病的中药，是指药物作用效果贯穿于整个疾病治疗全过程的中药，从理论上讲，它符合疾病的本质，针对疾病的基本病理和病因；所谓治证的中药，是指药物作用效果存在于疾病发展的某一阶段，从理论上讲，它符合证候的本质，针对疾病某阶段的症状、体征。

第三步，根据中药治病和治证的效果不同，分析研究中西药组合运用的情况。对于治证的中药，它与西药只是在疾病某一阶段组合运用，首先必须明确它适合在疾病发展的哪一阶段与西药组合运用，其次，借助动物实验判断两种药物组合运用时是否会发生不良反应，比如毒副作用，最后，借助临床对照试验，评价这种中药与西药组合运用后是否会影响西药的疗效，如果不影响，那么二者可以组合运用。对于治病的中药，它与西药通常在疾病治疗的全过程中组合运用，首先同样要借助动物实验判断两种药物组合运用时是否会发生不良反应，然后，借助临床对照试验，评价这种中药和西药组合运用后是增加西药的疗效，还是减弱或抵消西药的疗效，或者无影响，如果增加西药的疗效，那么二者可以组合运用。对于既治病又治证的中药，则需要从上述两方面综合考虑，在没有发生不良反应的前提下，凡能治病，且增加西药的治疗效果，或能够治疗疾病证候，且不影响西药治病效果，或者两者皆有，这样的中药可以与西药组合运用。

第四步，借助数理统计分析，筛选出治疗某一疾病临床可以运用的合理的中西药组合方案。这些方案经过临床研究证实都是有效的。

第五步，针对某一具体疾病而言，借助临床对照试验和动物实验，选择合适的疗效评价指标，对不同的中西药组合运用方案进行评价，筛选出一个最佳的中西药组合治疗方案。

（三）中西药组合方案评价体系构建存在的问题与未来展望

在笔者设想的评价体系中，借助动物实验和临床对照试验研究，所筛选出的中西药组合方案只能解决临床应用的问题。至于这些中西药为什么能够这样组合运用，以及这样组合运用的可靠性究竟有多大，它的临床使用范围怎样，针对某一种具体疾病来讲，哪些中西药可以组合运用，以及如何组合运用这些中西药能取得最佳的临床效果，要回答这样的问题，还需要做很多的工作。首先，我们需要弄清某一种疾病的病因和病理，其次，中药或西药治疗该疾病的有效机制也必须研究清楚。关于西药治疗疾病的有效机制问题，依据目前的科研条件，我们尚且可以从某种程度上进行理清。对于中药而言，对这一问题研究起来恐怕很困难，因为中药的成分太复杂，各成分之间在治疗疾病上有何关系，中药在体内会发生怎样的变化，需要深入研究。最后，中药和西药之间的相互作用、影响如何，药物进入体内之后，两种药物又会发生怎样的变化，它们之间的作用影响会怎样，在治疗疾病的过程中，中药和西药之间究竟通过什么机制发生协同或拮抗作用，就这些问题而言，将来很长一段时间的医学研究实践恐怕都只能给出有限度的答案。尽管理清这些问题需要的研究时间会很长，但是，笔者相信随着医学研究不断地深入，将来总有一天人们会弄清楚这些问题。如果这一问题真正研究清楚了，那么，在未来的中西药组合临床治疗中，中药和西药将可能出现在同一张处方上，并且这张处方上的中药很可能不会以传统的用药形式出现，而是以中医药现代化研究下的新形式出现。这时候的医学应该真正实现了毛泽东主席当年所说的"辩证的一个医"。

三、中西医结合诊治需要处理好几个关系（以儿童真性早熟为例）

性早熟系女童在 8 岁前、男童在 9 岁前出现第二性征的发育异常性疾病。真性性早熟（true precocious puberty）是由下丘脑 - 垂体 - 性腺轴提前发动、功能亢进所致，临床表现为青春期特征和性别一致的第二性征提前出现，同时生长加速，骨龄提前，甚至具备生殖能力。其中因神经内分泌功能紊乱所致者占全部真性性早熟的 80%～90%。近些年来，随着社会、自然环境变化，人们生活习惯、饮食结构的改变等，本病的发病率有逐年升高的趋势，目前它已成为儿科门诊常见内分泌疾病之一。笔者在临床中根据患儿实际情况，采用中西医结合方法进行治疗，取得了较好疗效，也总结出了一些经验，获得了一些认识，现将其叙述如下，以供交流。

（一）中西医结合诊治符合辨证论治精神

疾病是由于致病因素与机体相互作用而发生的，相同病因作用于不同人体，病理变化有差别，因此，表现出不同的症状和体征。对于同一个体而言，同一病因在疾病发展不同阶段引起的病理变化也存在差别，这就说明疾病存在同一性和差异性。传统中医在临床治疗时，采取同病异治的方法来处理。所谓同病异治是指同一种疾病由于发病的时间、地点，以及病人机体的反应性不同，或处于不同的发展阶段，所表现的证候不同，因而治法也不一样。这充分体现了传统中医辨证论治的精神，其实质是要求以客观的态度对待疾病诊治，要具体问题具体分析，具体病情具体对待。西医辨病论治考虑疾病的病因和病理，能深入到微观本质，采用单向靶点治疗，注重疾病的同一性，却往往忽略病人体质等因素带来的疾病差异性。中医辨证施治借助思辨认识疾病宏观本质，注重疾病差异性，却往往忽略疾病同一性。因此，对于一个具体疾病来讲，治疗中不能仅仅只考虑到疾病的同一性，而忽略疾病的差异性，以一个固定的方案贯彻治疗全过程是不可取的。到目前为止，现代医学也认识到了这一问题，并努力做出了很多研究探索，但是，疾病是复杂的，它的发生发展是多因素、多环节、多条件的，因此，现代医学在疾病治疗的差异性处理上存在很多局限。相比较而言，传统中医学在此方面却积累了很多经验和认识。所以，就儿童真性性早熟来说，病证结合诊治疾病是很有必要的。然而，中医和西医究竟如何结合运用，还需要深入研究。

（二）中西医协作诊治要分清孰主孰次

在治病和治证方面中西医各有优劣，西医优于治病，中医长于治证，故中西医两种方法合用时，应该把中西医有机结合起来。西医认识比较明确，有确切疗效的治疗，这些应该采用。就儿童真性性早熟来说，目前国际上采用促性腺激素类似物 GnRH - α 治疗。80 年代初，Comite 和 Styne 等分别使用 GnRH - α 治疗真性性早熟获得成功，为治疗真性性早熟开辟了新道路。GnRH - α 是目前治疗特发性儿童性早熟最为有效的药物，它的作用机制为：GnRH - α 与受体结合后，形成激素 - 受体复合物，随后进入细胞内被溶酶体破坏水解，使垂体对内源性的 GnRH 失敏，促性腺激素分泌减少，从而使 FSH 和 LH 水平下降。本类药为特发性真性性早熟的首选药物，对下丘脑 - 垂体 - 性腺轴提前发动伴促性腺激素分泌亢进的患儿疗效确切，而对于假性性早熟和部分性性早熟则无效。近些年来，很多临床报道证实中医药治疗对改善临床症状及降低检测指标有显著作用，因此，对于病程较长、病情较重的性早熟患儿我们多采用中西医结合治疗。中医对女童真性性早熟分型辨治主要体现在：阴虚火旺型，以滋阴泻火为治法，多以知柏地黄丸加减；肝郁化火型，以疏肝解郁为治法，多以柴胡疏肝散加减。痰湿困脾型，以化湿祛痰为治法，多以二陈汤和平胃散加减；血热妄行型，以凉血止血固经法治疗。

（三）中医现代化不是把中药西药化

将传统中医现代化研究之后，出现了很多现代化研究成果，同时很多医院、门诊也出现了所谓的协定处方，市场上也出现了很多以西医病名描述主治的中成药，一些医生习惯于用经验方以不变应万变。诚然，中医现代化本身并没有错，传统的诊疗方法要适应现代临床需求，的确需要一些转变，但是这并不是要把中医西医化、中药西药化。试想，这样的转变带来的疾病治疗效果如何呢？部分有效，部分无效。这是必然的结果。为什么？因为疾病除了具有同一性外，还有差异性，既然如此，治病岂能以一个固定的成方成药贯彻到底呢？就真性性早熟来说，有学者对知柏地黄丸治疗性早熟阴虚火旺证模型大鼠的疗效和机制做了研究，证实有效。有学者对早熟二号颗粒剂治疗女童阴虚火旺夹食积型性早熟的疗效做了评价性研究。此外，还有从肝郁、气滞、痰、火组方进行的药效及机制研究。这些研究都是非常有意义的，它们既考虑到了疾病，也考虑到了证候类型，对具体的方药疗效的检验本身是很有必要的。但是，鉴于个体体质和病情的差异，运用时也需要辨证用之。如果前述错误是因为太注重病导致只知方药不变，不知变通，那么，在临床上还有另一种错误做法。比如，有的医生只知辨证用药，不知辨病用药，结果只知方药因证变通，却不知也有因病不变之道理。因此，在运用中药治疗真性性早熟时，选药组方务必考虑到治病之药和治证之药。

（四）用整体观来指导疾病综合治疗

疾病发生不仅由生物因素导致，还与社会、自然环境以及心理因素有很大关系，所以，疾病是多因素综合作用的结果，它是整体的、复杂的，在对疾病进行治疗的同时也要考虑到不同因素对疗效的作用影响，不能仅仅只依赖于药物的作用。就真性性早熟而言，在临床上发现，许多真性性早熟患儿由于饮食、心理、生活习惯等因素影响药物治疗的效果，因此，很多专家提倡综合治疗。如有研究者发现患儿及家属就诊前后的心理活动会影响到治疗效果，来就诊前患儿及家属都有不同程度的担心和顾虑，因此不能配合医生完善检查。就诊后对患儿和家属做好心理护理尤为重要，如：关心、体贴和同情他们，注意倾听他们的感受，尊重他们的意见，告知本病的有关知识，表扬和鼓励他们，使他们消除恐惧心理，增强信心，积极配合检查和治疗，对很多家属认为患儿怕遭到社会的歧视，怕发育过早，今后个子不高等等，医生要多开导家属，用心去关爱和教育他们。如有研究者发现开灯睡觉能诱发性早熟，过多食用豆制品、油炸类食物、保健品可致性早熟，当病人有这样的不良生活、饮食习惯时，作为医生就应该及时告知。如果医生不考虑这些，患儿及家属因为医学知识的缺乏，一边吃着药治病，一边却在做着促进疾病发生发展的事情，这样自然不会取得满意的疗效。所以，在临床上，医生一定要处理好疾病治疗与生活调摄的关系。

主要参考文献

［1］张文康．中西医结合医学．中国中医药出版社，2000

［2］赵含森，游捷．中西医结合发展历程．中国中医药出版社，2005

［3］朱潮．中外医学教育史．上海医科大学出版社，1988

［4］燕山高，陈士奎．中西医结合医院管理．云南科技出版社，1991

［5］艾思奇．辩证唯物主义纲要．人民出版社，1957

［6］朱俊奎．国内期刊中医药资料索引．辽宁中医学院图书馆，1983

［7］杨云松．传统中医文化与中医现代化．黑龙江人民出版社，2011

［8］中华人民共和国卫生部中医司．中医工作文件汇编（1949～1983）．1985

［9］当代中国卫生卷编委会．当代中国卫生事业大事记（1949～1990）．人民卫生出版社，1993

［10］吴咸中．吴咸中论文选．天津科技翻译出版公司，1997

［11］国家中医药管理局．中国中医药科技成果获奖项目集锦．中医古籍出版社，2002

［12］陆渊雷．在全国卫生会议中提供中医组的意见书．新华医药，1950，1（7）：11

［13］卫生部．第一届全国卫生工作会议报告．新华医药，1950，1（7）：2

［14］卫生部．关于医药界的团结互相学习的决定．新华医药，1951，2（5）：6

［15］卫生部．第三届全国卫生会议决议．新中医药，1954，5（8）：6

［15］傅连暲．积极领导和组织西医学习中医．新中医药，1956，7（2）：61

［16］许先典．槟榔与阿的平联合治疗牛肉绦虫之初步报告．中华医学杂志，1954，40（9）：715

［17］袁以群．流行性乙型脑炎的中医治疗．中华医学杂志，1956，42（2）：111

［18］蒲辅周．参加治疗流行性乙型脑炎的一些体会．中医杂志，1956，（10）：506

［19］温肇荣．用黄柏提取盐酸小檗碱治疗杆菌性痢疾83例初步分析．中华医学杂志，1958，（7）：672

［20］张家兴．香连丸治疗38例杆菌性痢疾疗效报告．中医杂志，1955，（8）：42

［21］何邦宏．当归芍药汤对203例杆菌痢疾疗效观察．上海中医药，1957，（8）：42

［22］蔡有章．鸦胆子治疗阿米巴痢疾50例之临床观察．中华医学杂志，1954，40（9）：728

［23］过晋源．杜仲治疗高血压的初步报告．中华医学杂志，1954，40（9）：705

［24］骆龙江．应用黄柏治疗细菌性痢疾31例初步报告．中医杂志，1957，（9）：36

［25］谢锡亮．针灸治疗69例疟疾报告．中医杂志，1958，

（3）：35

［26］王复周．电针刺激对家兔周围血液成分的影响．中华医学杂志，1955，41（5）：417

［27］陈克勤．电针和针刺影响下免疫反应的发生．中华医学杂志，1958，44（12）：1173

［28］黄庆彰．半夏和贝母的药理研究．中华医学杂志，1954，40（5）：325

［29］金寿山．伤寒实用节要．新华医药，1950，1（2）：7－8

［30］陈育鸣．伤寒论．新中医药，1952，3（7）：18

［31］任应秋．中医治疗学的新评价．新中医药，1953，4（5）：8

［32］陈育鸣．我对全部中医的新评价．新中医药，1951，2（10）：2

［33］邢锡波．现代方剂学的紫雪散．新中医药，1952，3（5）：14

［34］盛国荣．由伤寒论茵陈蒿谈到黄疸病．新中医药，1953，4（11）：5

［35］任应秋．中医治疗新评价．新中医药，1953，4（10）：9

［36］任应秋．中医治疗新评价．新中医药，1953，4（7）：15

［37］欧阳锜．内科辨证学．新中医药，1954，5（9）：11

［38］干祖望．阳和汤之研究．中医杂志，1955，（9）：29

［39］干祖望．中医耳鼻喉科学．新中医药，1956，7（4）：39

［40］陆闻鸿．关于《伤寒论》八个姜附方剂的讨论．新中医药，1955，6（11）：26

［41］尚天裕．中西医结合治疗骨折的新方法．中医杂志，1965，（12）：11

［42］北京市第一附属医院．中医治疗急性阑尾炎．中医争鸣，1958，（3）：3

［43］赵光胜等．高血压病祖国医学分型和其病理生理基础的研究．

中华内科杂志，1961，9（1）：43

［44］北京地区防治冠心病协作组．冠心 2 号治疗冠心病疗效的初步报告．新医药学杂志，1972，(1)：29

［45］中医研究院西苑医院．冠心 2 号注射液治疗闭塞性脑血管病 52 例疗效观察．新医药学杂志，1977，(12)：27

［46］上海第二医学院附属第三医院．丹参舒心片治疗冠心病的临床观察．新医药学杂志，1974，(3)：19

［47］广州医学院附属医院．肾虚型慢性气管炎与免疫．新医药通讯，1975，(11)：32

［48］廖福龙，陈可冀．活血化瘀功效的生物力药理学诠释．中国中西医结合杂志，2006，(10)：869 – 870

［49］全球结合医学发展方兴未艾．健康报，2006 年 2 月 5 日

［50］王文健．对中西医结合的思考．中西医结合学报，2006，4（2）：114 – 116

［51］中西医结合机遇与挑战并存．科学时报．2005 年 7 月 19 日

［52］王阶．中西医结合概念与范畴的探讨．中国中西医结合杂志，1997，17（11）：690 – 691

［53］凌锡森．中西医结合的内涵外延及其发展态势分析．湖南中医药导报，2003，9（2）：1 – 3

［54］孟庆云．论中西医结合．现代中医，1993，(1)：34

［55］梅拉．哈万．浅识中西医结合的概念．新疆中医药，2000，9（12）：1083

［56］韦黎．中西医结合定义研究．中国医药学报，1995，1（2）：10

［57］杨云松．浅析中西医学之差异及其产生根源．中医药信息，2008，25（3）：1 – 3

［58］张六通．关于外感湿邪致病机理的研究．湖北中医学院学报，

1999，1（1）：5

[59] 吴丽丽. 自由基损伤与湿邪致病机理的探讨. 江西中医学院学报，2001，13（1）：20

[60] 杨云松. 从实践和认识角度看中西医结合必然性. 中医药学报，2009，37（3）：85 - 86

[61] 邱鸿钟. 中医现代化和中西医结合研究的方法论问题. 医学与哲学，1991，（4）：30 - 31

[62] 温薇. 丹参的药理作用及临床应用. 中医药信息，2007，24（4）：54 - 55

[63] 高枫. 丹参活性成分作用机制研究新进展. 中药药理与临床，2009，25（4）：90 - 92

[64] 何鸣. 张锡纯运用麦芽经验探析. 南京中医药大学学报，1998，14（4）：236 - 237

[65] 薄化君，杨云松. 谈谈中西医结合研究中存在的几个问题. 中医药信息，2010，（4）：135 - 137

[66] 张亭栋. 开发砒霜. 中国中西医结合杂志，2003，（1）：65 - 66

[67] 吴镝. 中西药合用的临床疗效分析. 长春中医药大学学报，2009，（1）：31 - 32

[68] 程淑锋，中西药合用物理及化学性配伍禁忌分析. 中国实用医药，2011，（7）：157

[69] 贾艳. 浅谈中西药合用的利弊. 中国医药指南，2009，（8）：68 - 69

[70] 马振乾. 简述中西药配伍不良反应. 上海畜牧兽医通讯，2010，（2）：85

[71] 于蕾. 浅谈中药与抗生素的不合理应用. 中国民族医药杂志，2009，（12）：52 - 54

[72] 彭博. 中西药物相互作用的研究现状分析. 世界科学技术，

2010，（2）：260 – 263

［73］倪诚．中西药合理使用的临床研究展望．中国中医药信息杂志，1999，6（12）：22

［74］杨云松．中西药组合运用中需要考虑的几个问题．哈尔滨医药，2012，32（4）：299

［75］杨云松，常存库．中西医结合指导思想的成败得失论析．中医药信息，2009，37（3）：85

［76］中华医学会儿科学分会内分泌遗传代谢学组．中枢性（真性）性早熟诊治指南．中华儿科杂志，2007，45（6）：426 – 427

［77］俞建，时毓民，蔡德培，等．中医药治疗女童性早熟的随机双盲对照临床试验．中医药学术发展大会论文集，2005

［78］许士凯，性早熟诊断与中西医结合治疗的研究进展．现代中西医结合杂志，2004，13（6）：703 – 705

［79］张博，黄伟，王雪峰，中医辨证治疗女童真性性早熟研究现状．中国中西医结合儿科学，2011，3（2）：112 – 114

［80］吴丽萍．知柏地黄丸对性早熟模型大鼠 FSH 水平的影响．西部中医药，2013，26（11）：11 – 12

［81］肖云斌，董勤．早熟二号颗粒剂治疗女童阴虚火旺夹食积型性早熟．中华中医药学刊，2013，31（11）：2577 – 2580

［82］刘燕芬．李杏，浅谈性早熟患儿及家属的心理护理．广西医科大学学报，2006，23（5）：246

［83］郑意楠．开灯睡觉可能诱发性早熟．中华养生保健，2012，（6）：53

［84］朱建平，过多食用豆制品可致性早熟．健康博览，2006，（11）：12

［85］杨云松．关于中西药组合运用方案评价体系构建的设想．中国中西医结合杂志，2013，33（8）：1135 – 1137

［86］杨云松．中西药学在建立药物和主治之联系上的差异论析．中医药信息，2013，30（4）：6 - 8

［87］杨云松．国内中西医结合临床研究述评．2011 岐黄文化暨中华中医药学会医史文献分会学术会论文集．2011

［88］杨云松．浅谈中西医结合研究中的认识误区．中华中医药学会第十二届中医医史文献学术研讨会．

［89］杨云松．"中西医结合"概念的内涵是什么．光明中医，2009，24（6）：1035 - 1037